U0057768

腸道養好菌

顧好人體最大的免疫系統

不怕疾病找麻煩

身體更健康

姚紀高 著

寡醣

酵素

合生元

益菌生

益生菌

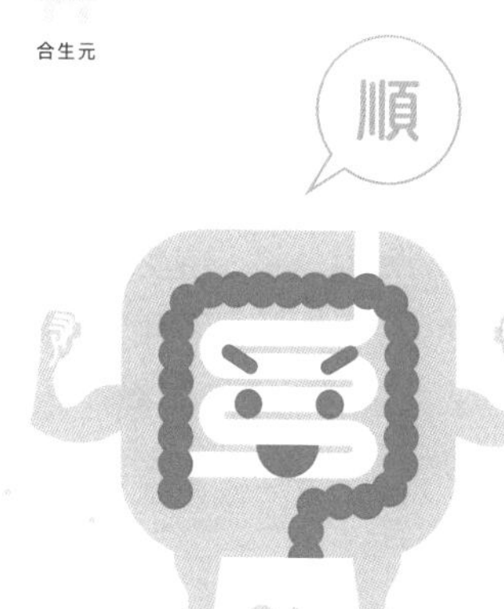

推薦序

腸道菌生生不息、全身健康相維護

歐陽鍾美

腸道菌對我們身體健康的掌控程度，遠超過預期。身體將大部分的免疫防衛軍隊配置在腸道，避免毒物細菌入侵。當腸道不健康時，壞菌肆虐、毒素瀰漫，身體中的免疫系統努力防禦。腸道菌是人體必要的器官，它們提供養份，調控腸道細胞的發育，誘導免疫系統的發展，但是令人驚訝的是我們對它們的認識如此不足。腸道菌對人體而言，是一生與我們共存的必要器官，是人類的生命共同體，人類與腸道菌共生，人類的基因體與腸道菌基因體共同演化，我們生理代謝也與腸道菌互相影響。

多年以來姚老師對腸道菌的專研是大家有目共睹，二〇一六年看到他的大作《漫漫腸路停看聽》就覺得自己對腸道菌認識實在太少，有太多未知在其中，在書中有許多理解和啟發，這次更是在姚老師新書手稿中看到有關腸道菌的最新訊息。以糖尿病為例，先前發現腸道細菌可調節糖尿病雙胍類藥物所產生的藥效、益生菌可有效幫助人體利用葡萄糖和加速葡萄糖代謝。新書介紹最新研究顯示腸道細菌是胰腺發育的信號來源，胰臟β細胞的生長分裂由腸道細菌所控制；另外，在動物實驗中發現，特定的腸道細菌失調會導致胰島素阻抗性增加。

腸道菌種類多達千種以上，尚有許多我們不清楚的菌種及它們對身體的影響，從各器官、免疫過敏、能量代謝、神經心理和相關疾病等方面，皆說明了腸道菌對健康的重要性。感謝姚老師不斷地將最新資訊分享給大家，讓我們能對這複雜且多功效的腸道菌有所認識和瞭解，並對身體恆定與疾病的關係有了更深一層的學習。

（本文作者為國立台灣大學醫學院附設醫院新竹分院營養師兼主任）

推薦序

腸道菌好壞決定一生健康

李佩霓

我們人體攝取食物後，食物的營養素須藉由腸道消化、分解和吸收，才能被身體所利用，而這消化系統長達八公尺，讓身體可獲取營養供應，進而成長發育。因此就有人說「腸道健康，身體就健康；腸道菌的好壞，決定一生健康」。主要是因為與人體共生的微生物（細菌），絕大部分都生活在腸道裡，這些細菌對於養份的吸收與免疫系統的調節都非常重要。

當然以營養學的觀點而言，增加飲食中的膳食纖維並且減少動物性脂肪、過多蛋白質的攝取，並且維持規律的生活習慣，是維持腸道健康的不二法門。

在姚老師之前所出版的《漫漫腸路停看聽》，當中已經以生活化的語言告訴讀者腸道菌在人體所扮演的角色，以保健觀點說明應如何區分市售益生菌、益菌生等差異性。讓讀者更清楚認識腸道細菌跟人體之間的關連性，對於益生菌的預防保健，也有基礎的認知。

這次姚老師更進一步探討腸道菌跟常見慢性疾病的關聯性。同樣地也以深入淺出的語法說明平日飲食的調整與腸道益菌的生長應如何去做調整。並也說明市售益生菌非萬能。使用益生菌要注意哪些重點，別被市售產品天花亂墜的廣告敘述所混淆了，要了解益生菌才能知道益生菌能帶給人體何種益處。

我相信藉由閱讀此書，可以讓讀者更清楚認識腸道菌，了解如何選擇優質的市售產品，獲取正確健康知識，也能夠守護自己的健康。

（本文作者為衛生福利部台北醫院營養科主任）

推薦序

異麥芽寡醣改善腸道菌相

洪若樸

隨著經濟發達，生活水準提高，精緻飲食的攝取與飲食型態的西化，國人膳食纖維普遍攝取不足，有鑑於此，國民健康署訂定之「國民飲食指標」中鼓勵民眾盡量選用高纖維的食物，另，施行的健康食品管理法中，亦有「胃腸道功能改善評估方法」，又於公告的「市售包裝食品營養宣稱規範」，將膳食纖維列為可補充攝取之營養素，在在顯示膳食纖維對於維持健康的確有其重要性。

依據國民健康署二〇一三—二〇一六國民營養健康狀況變遷調查結果，我國十九—六十四歲成人每日平均乳品攝取不足一．五杯高達九九．八%，堅果種子不足一份的為九一%，蔬菜攝取量不足三份為八六%，水果攝取量不足兩份亦為八六%。顯示國人在攝取六大類食物有極高的比例未達到均衡飲食。

飲食不均衡可能導致營養不良，包括營養素缺乏、過多或不均衡而導致體重過輕、過重、肥胖、慢性病等健康問題。據世界衛生組織（ＷＨＯ）估計，水果及蔬菜攝取不足，造成全球約十四%胃腸道癌症死亡，十一%缺血性心臟病死亡及九%中風死亡，而攝取足量的蔬菜及水果，可以預防如癌症、心臟疾病、糖尿病和肥胖等慢性疾病。

人類腸道中宿主約有一百兆個細菌，其中有四百種以上不同有益菌及有害菌。主要分布二區域：在空腸及迴腸部位，總菌落數約104～107/ml，包括鏈球菌、梭桿菌、雙歧桿菌、乳酸桿菌等菌屬；另一區域位於大腸，總菌落數約109～1011/ml，所含菌屬較廣。

健康人的腸道中有益菌約占總菌量的八五%，其他十五%為有害菌。

而有益菌中，以雙歧菌屬最具代表性，其次為乳酸桿菌屬。在正常環境下，人體腸道內菌叢的好菌、壞菌都會維持一個平衡關係，但當人們在日常生活中因偏食、飲食過量、飲酒過量、吃藥、打抗生素、氣候、疲倦、年齡、疾病、壓力、感染等因素而導致破壞腸內菌相的平衡。

有益菌在腸道中的功能：一、合成人體所需維生素B群、K等。二、緩解食物不耐症及過敏症狀。三、促進腸道蠕動，預防與治療便秘。四、在腸道黏膜上形成屏障，預防病原菌的定植。五、維持腸道的pH值，抑制已定植有害菌的過度增生。六、強化腸道淋巴系統的免疫能力及提升人體的免疫功能。

所以，要維持人體的腸道健康，就必須讓腸道內的有益菌雙歧桿菌（Bifidobacterium）和嗜酸乳桿菌（Lactobacterium acidophilus）等具有生長的優勢，以提升人體的免疫力，進而抵禦病原菌的入侵。所以，補充益生菌（probiotics）的攝取似乎很有道理，但是益生菌必須能通過胃酸及膽汁等消化液的考驗後，其實真正可以順利到達大腸的益生菌已所剩無幾，因此此菌若要在腸道中繁殖，除了要戰勝已先定植的有害菌外，還要有足夠可以維生的營養素，所以，在此刻補充益生菌可能沒有機會存活或大量繁殖。

如何增加腸道有益菌的繁殖呢？益菌生（prebiotics）是可以刺激腸道裡的好菌生長的食物，通常是指不能消化的食物原料（纖維、寡糖），幾乎會百分百通過上消化道，一直到消化道後段才會被選擇性發酵，可選擇性刺激腸道內一種或數種益菌的生長及活性，進而對宿主產生有利的功效，改善宿主健康。這類的物質就如我們常聽到的膳食纖維、菊醣、異麥芽寡糖或果寡糖等。

益菌生能夠被有益菌利用產生有機酸，刺激腸道蠕動，並且能促進有益菌生長、抑制壞菌數量，使腸道更健康。多吃各類天然植物性食品，例如全穀類、豆類、海藻類、地下根莖類、新鮮蔬果等食物，既可增加纖維攝取，又可獲得益菌生。

近年來各種訴求改善腸道功能的食品漸受到消費者的重視，其中關於膳食纖維的生理作用已有許多研究報告證實，膳食纖維可促進胃腸道排空，與膽酸結合、降膽固醇……等，其中異麥芽寡糖（一種水溶性膳食纖維）廣泛地存在於多種蔬果（例如：香蕉、番茄、洋蔥）中，具有長期食用的歷史，能影響腸內菌相生長，進而改善腸道功能。

異麥芽寡糖可以使有益菌增生，有害菌卻無法利用它。數年前，曾在臨床實驗證實，添加異麥芽寡糖對於慢性臥床的呼吸器依賴者腸道功能及菌相之影響。實驗對象為二十位四十五歲以上使用鼻胃灌食者：隨機將他們分為兩組，先給予調整灌食配方一星期後，進行交叉試驗。一組給予添加十公克異麥芽寡糖，另一組則不添加，時間持續四週。接著排空期兩週，兩組對調，時間持續四週，分別連續收樣七週血液、糞便並記錄腸胃功能特性，檢測血液中血紅素、白蛋白等分析，糞便則分析其重量、含水量、乳酸桿菌數及雙歧桿菌數。結果顯示，添加異麥芽寡糖第四、十週時血紅素、白蛋白、

推薦序

現代醫學的高階——微生態學

張發金

十八世紀歐美國家，大量發明了機器，改變了人的生活方式，也影響了人類醫學的思維。因此工業革命，被普遍認為是傳統醫學與現代醫學的分界點。

現代醫學的發展，又大致區分為三個階段：

初階：機械醫學（治療醫學）——已病治病

把人視為機器，機器壞了要修理，人生病了才要治療。

中階：生物醫學（預防醫學）——未病防病

人是有機體生物，疾病是可以預防、自癒的。

高階：生態醫學（保健醫學）——無病保健

人體健康與生態環境，息息相關。

生態醫學區分為宏觀生態醫學與微觀生態醫學：

- 宏觀生態醫學：以研究「人體以上，地球以下」，宏生態環境對人體健康的影響為領域。
- 微觀生態醫學：以研究「細胞以上，身體以下」，微生態環境對人體健康的影響為範疇。

微（觀）生態（醫）學（Microecology）係研究微生物群與宿主相互關係的學科，堪稱是現代醫學的高級階段。人體微生態學的研究發現：

- 人體腸道內存有約一百兆微生物，彼此共生又相互拮抗並與人體約六十兆細胞，相互能量交換、物質轉化、資訊傳遞。
- 腸內菌群參與人體消化吸收、營養免疫，直接影響人體內分泌、自律神經、新陳代謝……等生理作用。

- 臨床研究證實：若能增生腸內原生益菌，平衡腸菌生態，便能調節人體生理機能，預防改善各種慢性病和癌症。
- 增生腸內原生益菌的微生態製劑共計：益生菌（Probiotics）、益菌生（Prebiotics）、合生素（Synbiotic）三個進階等級，都要求具有平衡腸菌生態的保健功能。
- 腸菌生態平衡療法將可能成為現代醫學的主流。

摯友　姚兄紀高教授，結識三十餘年，從一位歷史學者，到任職協泰集團顧問、善玉生技執行長，進而跨入微生態學的研究領域。並遊走兩岸，從事公共營養講學多年，嘉惠兩岸青年學子、營養師數以萬計。

紀高教授著有《一肚子好菌》、《腸內清道夫——寡糖》、《腸子的吶喊》、《漫漫腸路停看聽》等學術大作，暨專業學術性期刊論文多篇，可謂集學術研究與教學於一身。

記得十數年前，我曾於風雪中親訪　紀高教授位於重慶的方丈書齋，親睹其典籍研究之浩瀚，字句推敲之用心，著作等身之費神，並聞多時午夜夢回之深思……

雖然佛家嘗言：欲求「了生死，出三界」首應放下執著，但是我卻感佩紀高教授學術利益眾生的願力執著。

現值　紀高教授新著《腸道養好菌，身體更健康》行將付梓，我何其榮幸得以先睹為快。《腸道養好菌，身體更健康》是一本立論精闢的學術大作，更是一本深入淺出、適宜大眾閱讀的微生態學腸菌醫學新知。深信大作將豐富華人世界的腸菌醫學知識，充實全球華人「總體間健康醫學」認知，提振全體炎黃子孫身心健康水準。

（本文作者為原中華微生態學會理事長、善鈺生醫實業有限公司董事長）

作者序

腸道養好菌，身體更健康

我是過了「五十知天命」之年，因雙歧桿菌增殖因數——寡糖，而與腸道細菌結緣的，迄今二十餘年間，自己從沒想到會因此出了幾本相關的科普書。其實，年輕時候的夢想就是希望有那麼一天能寫本像梭羅的《湖濱散記》這樣的散文集，然而世事總難預料，有時人生的道路是由不得你選擇的。

當下「腸道細菌」乃是最熱門的生物學研究領域，甚至吸引了不少跨學科的科學家們相繼投入，這種現象在以前從未見過。上個世紀在國際著名的學術期刊裡，是很難看到有關腸道細菌論文的，更遑論將「它們」作為封面故事了；惟根據統計，近十年來全球相關的研究報告，則是以每年三〇%的速度在疾速成長，其火紅之程度可見一斑！

今日隨著上個世紀八十年代以來，細菌鑒定手段的逐漸精進，已從過去溫吞的平板和試管培養基，發展到快速地鑒別許多無法培育的細菌，更進而發現了它們的功能與特殊性質。迄今大量的文獻已經表明：無論是精神疾病抑或生理疾病，均可通過腸道細菌來治療，至少能緩解症狀，改善病情。

由於宿主和腸道細菌自然演化的相互依存關係，一個人健康與否跟腸道細菌有所牽連是無庸置疑的。不過即便科學家們在腸道細菌和疾病的研究上，現已取得纍纍碩果，但對箇中機制仍然有許多不明白之處。這是因為大部分的研究都僅佇留在腸道細菌與疾病的相關性上，亦即只基於健康個體和生病個體腸道菌叢差異的觀察，而鮮有再進一步去探索兩者之間的因果關係。我輩須知惟有明確找出因果關係，才可開發出更加有效的治病方法。顯然努力揭曉其間的，機轉將會是今後科研人員專注的焦點。

《腸道養好菌，身體更健康》是根據我這兩年來發表在大陸互聯網ＱＱ

上的隨筆整理而成的，如今在臺灣結集付梓，依舊是期望更多的人能增長有關腸道細菌的見聞，藉以修正自己的健康觀念。新作榮膺台大醫院新竹分院營養室歐陽鍾美主任、臺北市聯合醫院忠孝院區前營養科洪若樸主任、衛生福利部臺北醫院營養科李佩霓主任抬愛，撥冗惠賜宏文推薦，增光敝作，茲謹致上由衷謝忱！由於同儕好友「邦立生技有限公司」黃立邦兄的滿腔熱誠，情誼相挺，方能成就此番殊勝機緣，同樣永誌腑中。

在此，我特別要感激「善鈺生醫實業有限公司」董事長張發金先生多年來的不吝支持和鼓勵，否則這條跨界轉行的顛簸之路，我是不可能跌跌撞撞走到現在的。惟今拜讀張董〈現代醫學的高階——微生態學〉卓文，對我多所溢美，實在是愧不敢當也。

最後，《腸道養好菌，身體更健康》亦可視為是筆者二〇一六年出版的《漫漫腸路停看聽》續集，故兩書若能並讀那是再好不過了。

目錄

第2章 腸道細菌點將錄

第3章

腸道細菌與疾病 117

第4章

腸道細菌與飲食

第5章

微生態調節製劑

腸道細菌的常識

1

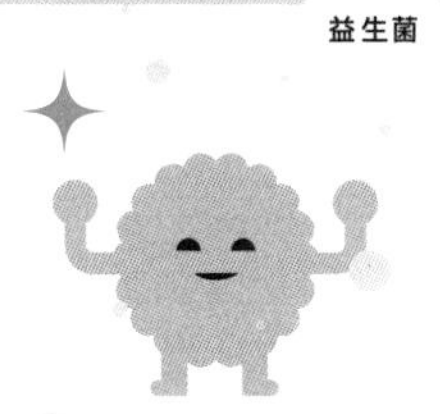

人非完人，孰能沒有微生物？

古人會用「完人」來形容立德、立言和立功的人，不過當時他們還沒有微生物的概念，否則就會知道一個完全的人，還是有其更根本定義的。人像是一個會走動的實驗室培養皿，是由微生物聚合而成的形體，因此離開了微生物，就談不上是個「完人」——完全的人了。哈佛大學權威的基因組學者布魯斯・伯倫（Bruce Birren）就說過：「我們不是個體，而是一群生物的集合體。」

●43％的人類

眾所周知，細胞構成生命之體。但誠如美國加州大學聖地牙哥（San Diego）分校的羅伯・奈特（Rob Knight）所說：「若將所有細胞都計算在內，你充其量只是四三%的人類。」身體這部精密複雜的機器，光靠不到一半的細胞，是無法得心應手地運轉的。

科學家如今已經探明，人類的基因只有兩萬一千多個，比渺小的水蚤（俗稱魚蟲）基因數三萬一千個還要少。那麼我們憑什麼如經典《尚書》所說的：「惟人萬物之靈」呢？

因為人體上的微生物群系（Microbiome），包括：細菌、真菌、古菌（Archaea）和病毒等，大概有高達四百四十萬個基因，機體生理的諸多運作是委由它們來出力推動的，譬如說，製造消化食物的酶類（即酵素）就是代工之一。也因此，人類完全不需要費時耗力地演化出太多的基因。

●舉足輕重的微生物

過去，科學家認為只要打開人類的生命密碼——去氧核糖核酸（DNA）——就能順利診斷和防治疾病。然而當預算高達二十七億美元的人類基因組計畫於二〇〇〇年完成之後，不消幾年時間，他們感到的失望卻遠大於期望！為什麼呢？因為我們都忽略了身體上更為龐大的微生物群基因組。必須知道，控制健康狀況的鑰匙並非只掌管在人類第一基因組中，第二基因組——微生物群系也大權在握！

這十幾年來，拜分子生物學技術進步之賜，腸道細菌的研究蔚為風潮，加上媒體時有報導，大眾總算認清了微生物在身心的各方面，包括發育、消化、免疫、精神、營養以及抗病……扮演舉足輕重的角色。概而言之，人體的每一種生理作用，都免不了有微生物參與其中。

●腸內細菌決定你有多健康

也由於大部分的微生物都聚集在彎彎曲曲的腸道裡，所以正如英國倫敦帝國理工學院著名的代謝組學專家傑洛米．尼克森（Jeremy K. Nicholson）說的：「幾乎每一種疾病都和腸內細菌有關。」

目前英國劍橋大學桑格學院（Sanger）的崔佛．洛里（Trevor D. Lawley）實驗室，就在分別培養健康者與患病者的腸道微生物群並展開研究調查。他認為，生病的人體內或許就是缺失了某些健康者擁有的細菌，若能重新補回來，應該有助於治療疾病。

我認為在本質上，洛里的思維與實踐多年的糞便移植療法看似差異不大，這位多年來專注於艱難梭菌（Clostridium difficile）的學者，其研究成果肯定值得期待。

細菌的好與壞

多年來，我始終不認同把和我們人類「生死與共」的身上細菌，簡單分成有益菌、有害菌和中間菌等三類，因為細菌對其宿主的好或壞並非絕對，而是有條件的，也就是說要看它們是處在什麼狀況下來論定。這種三分法只是講解複雜腸道細菌的「方便法門」而已。畢竟，大自然是不會分好與壞的，只有平衡或失衡的問題，不是嗎？

●微生物的刻板印象

二〇一八年元月份的《細胞宿主與微生物》（*Cell Host & Microbe*）期刊有篇來自加拿大英屬哥倫比亞大學（British Columbia），題名〈好菌，壞菌：突破微生物的刻板印象〉文章，就值得大家來分享一下。

這篇論述涵蓋了細菌、病毒和蠕蟲，一開頭即說：我們擴大對微生物機能的認知，正是在挑戰「好」與「壞」微生物的定義。在細菌部分，文中指出大腸桿菌就是一個典型的例子，它雖是腸內正常菌叢的成員，但因菌株（Strain）不同，大腸桿菌可以是要命的致病菌，也可以是救命的益生菌。其實這類像雙面刃的細菌眾多，譬如本書將會提到的糞腸球菌或脆弱擬桿菌，同樣都得看菌株來辨別是好菌抑或壞菌。

在該文舉例的細菌中，大家熟悉的還有會使人罹上胃疾的幽門螺旋桿菌。幽門螺旋桿菌良善的一面，不光是文中所說、有益於嬰幼兒免疫系統的正常發展，其對宿主的諸多好處尚包括了調節胃酸分泌、控管食欲等等。

●減肥細菌

不過作者認為，這種好、壞菌難一刀切的現象，最吸睛的例子也許是阿克曼氏菌了（這個在二〇〇四年發現的細菌，後文會再提及）。它在腸內的豐富度高低，與多種代謝紊亂疾病密切相關，素有「減肥細菌」之稱，迄今一直是科學家們熱中的研究對象。

自二〇一五年以來，計有六項有關帕金森症患者腸道細菌的研究都表明，病人腸內阿克曼氏菌豐富度均顯著增加，似乎成為這種病最一致的特徵；另外還有幾項研究揭示，在多發性硬化症和阿茲海默症患者的腸內，該菌豐富度相較於對照組，也都是增高的。在神經疾病領域中，阿克曼氏菌為何數量變多了反而有害？箇中機轉尚待進一步探明。

這篇文章的結論說道：對微生物好壞的判斷，不是非此即彼的二分法，主要需取決於微生物自身和不同宿主的因素，答案應該是在不同背景下，而有不同的結論。

對於腸道細菌的功與過，或說好與壞，因我喜歡用微生態學的易性、易主、易位和易量觀點來解釋，與本文作者思維似有不謀而合，讀後不免感到「吾道不孤」。

天生土養，人體重要的土基微生物

想必很多人沒聽過「土基微生物」（Soil-based organism）這個詞兒吧！顧名思義，指的就是生長在土壤中的微生物，傳統上泛稱為腐生菌（Saprophytic bacteria）。

研究指出，土基微生物能保護植物免於營養不良和感染疾患，幫助一草一木欣欣向榮、茁壯成長。想到我們人體確實也需要土基微生物來維護身體的健康（今日相關的科學文獻報告已不下八百篇），西方宗教相信人類是由泥土做成的，似乎也不無道理。

●益生菌，修復腸道活力

在眾多土基微生物中，最具代表性的就是芽孢桿菌（Bacillus）了。它們都有耐酸鹼及高溫的特性，產生拮抗病原菌的多肽類物質，有益於腸道的修復。其中尤以蠟樣芽孢桿菌（B. cereus）、枯草芽孢桿菌（B. subtilis）和凝結芽孢桿菌（B. coagulans）研究較多，目前市場上也早就出現這類益生菌的產品。

以大陸大連醫科大學開發的「促菌生」（商品名有「源首」等）為例，就是一款蠟樣芽孢桿菌製劑。這種細菌會大大消耗腸道氧氣，促進厭氧的雙歧桿菌增殖，堪稱為活的雙歧因子，能有效改善腹瀉或腸炎等症狀。

●「下田」有益健康

我們必須知道，一個人的健康，相當程度取決於腸道細菌的多樣性，而今天慢性疾病的猖獗，即與腸道細菌多樣性的降低密切相關！尤其是現代的都市人很少有機會接觸、親近土壤，不易再「邂逅」到土基微生物，從而補強腸內細菌的豐度了。

廣東揭陽鄉下，我老家的兩位姊夫都近九十高齡了，每天還是照常拿著鋤頭下田耕作，身體硬朗無恙。推想他們之所以健康長壽，或許是能腳踏實「地」、與土基微生物親密接近大有關聯吧！

加油站

芬蘭赫爾辛基大學在《過敏與臨床免疫學期刊》（*Journal of Allergy and Clinical Immunology*）發表的一篇研究，再次證明經常暴露於土壤及其微生物中，確實能保護人們、減少過敏的威脅。

研究團隊比較了在土壤環境和潔淨床上活動的老鼠，結果證明雙方的糞便菌群組成有顯著不同，前者擬桿菌門（Bacteroidetes）的比例高，後者則是厚壁菌門（Firmicutes）的比例高。

他們發現，接觸土壤的老鼠能上調抗炎的細胞因子——第10白細胞介素（IL-10）等，表現出高水準的抗炎信號、支援免疫耐受，從而緩解哮喘過敏反應。

失落的細菌

生態學告訴我們，在生態體系當中，多樣性非常重要，失去多樣性會使生態系統生病。所以腸道細菌物種的多樣性，能夠保護宿主的健康、免於疾病侵害。

然而全球的生物多樣性如今都在降低，這也包括了人類身上的微生物群系。有研究指出，如今與我們共生的腸內細菌夥伴，大概已減少了將近四分之一，有時甚至高達五〇%！我們必須瞭解的是：現代流行的文明病，與腸道細菌種類的丟失有密切關聯。

●慢性疾病是因為「菌」不見了

美國紐約大學的馬丁・布雷瑟（Martin J. Blaser）是國際著名的微生物

學家，這位長期研究幽門螺旋桿菌的學者兼醫師，便經常在全美各地演說「消失的微生物」（Missing Microbes）。二〇一七年，他在英國《自然評論免疫學》（*Nature Reviews Immunology*）期刊上發表的文章即說到，近十年來，人類的慢性疾病諸如：過敏、哮喘、肥胖、糖尿病和炎症性腸病等之所以越來越普遍，很可能都是因為現代的生活方式，減少了我們腸內微生物的多樣性。

這位權威的專家簡要列舉了幾項腸道共生細菌失落的原因，包括：剖腹生產、食用配方奶、乾淨的飲用水以及使用抗生素等。他說，鼓勵剖腹產和產前服用抗生素，會令嬰兒無法垂直地從母體獲得腸道細菌；而由於衛生改善，乾淨的飲用水也導致細菌的水準傳播減弱（按：例如加了氯的自來水，不但會殺死腸內細菌，還會促使耐藥性的細菌增加）；配方奶中則因缺乏寡糖等由母乳供養嬰兒腸內益菌的物質，故不利於生命早期的腸道細菌保護。

●救救微生物，就從飲食做起

如今，面對腸內固有菌種數目的縮減，防治之道還是得先從改善日常飲食做起：多吃富含膳食纖維的蔬果就是正確的選擇。而布雷瑟醫師在文章中提及的、藉由益菌生和益生菌，有目標地實施干預，更是一種很有必要的可行方案！（按：馬丁．布雷瑟於二〇一四年出版的科普著作*MISSING MICROBES*，已於二〇一六發行繁體中文譯本，書名為《不該被殺掉的微生物》，八旗文化／遠足文化事業公司出版，值得細讀。）

加油站

布雷瑟醫師的妻子瑪麗亞・多明戈茲—貝羅（Maria G. Dominguez-Bello），曾透過採集皮膚、口腔和糞便樣本，分析比較了今日美國民眾、委內瑞拉與世隔絕的原始部落亞諾馬米人（Yanomami），與接觸西方文明有限的瓜希伯人（Guahibo），以及非洲馬拉威農村土著的腸道細菌，結果顯示：亞諾馬米人的腸道菌群存在高度的多樣性，乃是當代美國人的兩倍，而比起另外兩個族群也高出有三〇～四〇%。這說明了即便只是低度接觸現代生活方式，都會導致腸道細菌多樣性的大幅下降。

現任教於美國紐澤西州立羅格斯大學（Rutgers）的貝羅等人，日前並在《科學》雜誌上提出了一項關於微生物的「諾亞方舟」計畫，呼籲全球建立一個「種子庫」，以保存遠離現代文明的人群腸內特有的細菌，方便在它們消失前加以研究。

抗生素療程

雖然美國《內科醫師手冊》(*The Physician's Desk Reference*)裡有則提醒醫師的話：「延長使用抗生素可能會導致失去感受性的微生物過度生長。」但是一般醫師好像都視若無睹。他們有個根深蒂固的觀念，認為儘管症狀消失了，也要走完服用抗生素的一定療程，否則體內藥物濃度不足，殘存的病原菌就容易產生耐藥性。

●抗生素：吞進肚子裡的手榴彈

前述思維的源頭，應是來自抗生素發現者亞歷山大．弗萊明(Alexander Fleming)。他在一九四五年的諾貝爾獎頒獎典禮上曾說：「不知如何用藥的人，很可能在使用抗生素時，劑量不足以完全消滅體內的目標細菌，進而使它們對抗生素產生耐受。」

但我們不知道的是，抗生素就好比是顆吞進肚子裡、不長眼的手榴彈，全面性地破壞腸道的微生態——就算你殲滅了特定的細菌，也難保其它無辜細菌不會出現耐藥性。所以微生態學者並不認同抗生素需要固定療程的觀點，主張病情轉好就可停藥，並建議隨即補充微生態製劑。更何況在這幾十年來，又有多少科學證據表明，完成一個抗生素療程，確實對病患的療效有幫助呢？

●焦土之後的反撲

二〇一七年七月，牛津大學由傳染病學家提姆・培多（Tim E. Peto）率領的研究，在《英國醫學期刊》（*The BMJ*）上發表了一篇題名〈抗生素療程已不再受歡迎〉（The antibiotic course has had its day）報告，即指出當症狀消退後仍繼續服用抗生素，反而更有可能讓細菌產生耐藥性，因為服用的時間越長，接觸抗生素的腸內細菌就越多！

其實早在二〇〇八年，美國布朗大學教授亦為傳染病學家的路易斯・萊斯（Louis B. Rice）就曾提出同樣的主張了。

微生態學的疾病觀，與正統主流醫學南轅北轍——雙方對抗生素療程長短的見解相左，就是典型的例子之一。不過往往假以時日，就好比提姆團隊的這篇研究，研究人員總是證明微生態學家的觀點是對的。

加油站

二〇一五年，荷蘭阿姆斯特丹大學醫學中心，曾找來六十六名健康的志願者，將他們隨機分為五組，分別給予服用一個療程的環丙沙星、克林黴素、阿莫西林、四環素以及安慰劑，並隨後研究了各組剛吃完抗生素，與服用後第一、二、四、十二個月時的糞便和唾液樣本。

結果顯示：服用抗生素的受試者，除了腸內不同的細菌都出現不等的耐藥性情況外，腸道細菌的種類和分布也都會受到程度不一的影響，對菌叢的干擾甚至最長持續一年！

解連蛋白

多年來，我授課時都會花上半天時間來講解腸漏症，在過去幾本拙作裡，也一定寫有相關文章，因為腸道若是變得通透（腸膜縫隙變大），將會嚴重傷害到機體、引起很難治療的疾病。

如今腸道滲漏對健康的深遠影響，已日益受到主流醫學的重視，光是在二〇一五年全年，國際上就有逾一千兩百篇的腸漏症論文發表，由此即可見一斑。

●身體組織的守門員

腸道屏障破壞，原因不一而足，主要包括不當飲食、過量藥物、長期壓力、營養缺乏、醫療行為，以及由這些因素導致的腸內菌群失調等等。我們已經知道，其中最關鍵的即為菌群失調！而這與體內一種名為「解連蛋白」（Zonulin）的小分子有直接關聯，它堪稱是腸漏症一個具代表性的標記。

解連蛋白是二〇〇〇年、由美國馬里蘭大學的阿雷希歐．法沙諾（Alessio Fasano）等人所發現的。這種蛋白質會傳遞信號，控管腸道上皮細胞緊密結合處的開啟或關閉。就像法沙諾所說的：「解連蛋白的工作就好比是交通指揮，或是身體組織的守門員。」

●腸漏症的形成

法沙諾的研究團隊觀察到，小腸在應對任何感染時，會大量分泌解連蛋白——腸壁門戶因此洞開。由此可見，直接觸發腸道通透性增加或改變的，似乎並非腸內細菌，而是解連蛋白扮演了「臨門一腳」的角色！

腸道屏障是有選擇性的，一方面是開放，使得維生的養分能進入體內；另方面是封閉，保衛身體不會受到任何傷害。

解連蛋白既然是這個開關機制的調節者，那麼，你我只要能遠離刺激解連蛋白的內外環境因子（譬如上述的腸漏緣由）、避免它功能紊亂，自然可以降低罹患腸漏症的風險了！

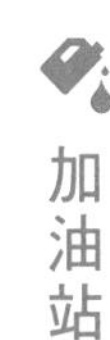

加油站

解連蛋白反應乃是人體防禦機制不可或缺的一環。目前已經確認，腸內的細菌和麥裡的麩質，均會啟動小腸釋出解連蛋白。所以我們在日常生活中，要儘量減少攝取含麩質蛋白的食物，並遠離含有抗生素類的清潔用品，因為腸道接觸到麩質或抗生素，腸內細菌都會發生變化，導致菌群失調、小腸細菌過度增長，從而刺激解連蛋白分泌，使得腸道門戶大開——進而影響人體防禦機制！

攝護腺素

一九八二年的諾貝爾生理與醫學獎，是頒給瑞典研究攝護腺素的蘇恩・伯格斯卓姆（Sune K. Bergstrom）等三位學者；自此之後，攝護腺素才逐漸為世人所關注。

攝護腺素和攝護腺沒有太多關係，我們的心、腦、肺、腎、腸胃以及睪丸或卵巢等器官組織都能製造，依據結構可分為許多不同的類型。它們是一類有生物活性的脂質（Lipid），由多元不飽和脂肪酸產生，功能很像維生素和荷爾蒙。由於在身體的生理調控中幾乎都能見到其蹤影，因此攝護腺素類藥物的臨床應用範圍非常廣泛。

●保護並修復黏膜組織損傷

二〇一六年的《科學》（*Science*）期刊上，有篇來自英國愛丁堡大學「醫學研究委員會」炎症研究中心的報告，揭示了攝護腺素維護腸道屏障的分子機制。

研究人員們發現，攝護腺素會啟動體內先天的淋巴細胞、分泌第22白細胞介素（IL-22），保護並修復黏膜組織損傷，維持腸道屏障的正常功能，進而阻止腸道細菌進入血液、導致全身性的發炎。如果攝護腺素無法發揮作用，那麼腸道就會出現滲漏現象，危及全身健康。

由於腸道滲漏係屬細胞層面的變化，感覺不出，常被忽視，故多年以來「腸漏症」都是我講課的重點。必須知道，當腸道通透性增加（即腸膜縫隙變大），腸內的細菌溜進血液後，好菌都會變成壞菌；輕則出現菌血症，重則導致致命的敗血症！

●非固醇類消炎止痛藥的影響

不過，若要確保腸道屏障固若金湯、萬無一失，靠攝護腺素獨挑大梁是不夠的，還得要腸道正常菌叢的配合才行。若菌群失調，防線仍會失守，因為腸內菌群的失調才是腸漏症的始作俑者！

愛丁堡大學這篇論文還特別提到非固醇類消炎止痛藥，諸如阿斯匹靈和布洛芬等，會干擾並抑制攝護腺素的生理活性，從而降低保護黏膜組織的功能。我在教學時也一定不忘提醒學員這點——這也是服用太多阿司匹林等會造成腸胃內出血的原因！

噩夢細菌

相信很多人都聽過「超級細菌」吧！那是指某些會讓許多抗生素失靈的細菌。二〇一七年二月，世界衛生組織（WHO）就曾公布十二類對世人健康構成最大威脅的耐藥細菌。

●越來越頑強的細菌

大家必須瞭解的是：抗生素的適用範圍越廣，細菌的抗藥性也就越強。今天，因為在人類和禽畜身上濫用抗生素，已導致細菌的耐藥性越來越強，甚至具有多重耐藥性，我們對疾病的治療手段正在快速耗盡，如今已是全球最嚴重的公共衛生問題之一了。

由於醫院與住宅界線日趨模糊，如今多重耐藥的細菌都能在醫院和社區裡找到；尤其值得注意的是，日前發現有一類以往只會存在住院病人身上的耐藥細菌，現也轉向社會傳播了，那就是耐碳青黴烯類腸桿菌科細菌（Carbapenem-resistant Enterobacteriaceae，簡稱CRE），至少含括七十個種類。

碳青黴烯類抗生素（如亞胺培南、美羅培南等）抗菌譜非常廣，抗菌活性強大，乃是治療嚴重細菌感染的主要藥物。但在這十數年來，腸道屬於腸桿菌科成員的菌種，對它的耐藥性卻益發強大，進而演變為超級細菌——在美國又稱之「噩夢細菌」（Nightmare bacteria）。臨床顯示，它們能產生超廣譜的β-內醯胺酶——對幾乎所有抗生素都具抗藥性，一旦遭到感染，可是非常要命：致死率高達五〇％！

●攔阻不住的厲菌

美國疾病控制和預防中心的報告揭露，光是二〇一七年，全美就發現了逾兩百例新型、或罕見地對抗生素具耐藥性的「噩夢細菌」基因——散布於二十七個州！

這類「噩夢細菌」原本只會在醫院中肆虐，但根據最新報導，美國科羅拉多州竟有六人在院外不幸感染，而調查指出，他們已有一年不曾住過院，也沒有接受過任何例如導管等侵入性醫療行為。這也就意謂著，這些超級細菌已開始從醫院轉移到社會當中，你我豈能不當心！

加油站

十二類最危險超級細菌（分類依據為亟需新的抗生素之程度）

「最」優先需要：

鮑曼不動桿菌，對碳青黴烯類抗生素有耐藥性

綠膿假單胞菌，對碳青黴烯類抗生素有耐藥性

腸桿菌科，對碳青黴烯類抗生素有耐藥性；能產生超廣譜β-內醯胺酶

「高度」優先需要：

屎腸球菌，對萬古黴素有耐藥性

金黃色葡萄球菌，對甲氧西林有耐藥性；對萬古黴素有中度耐藥性

幽門螺旋桿菌，對克拉黴素有耐藥性

彎曲菌屬，對氟喹諾酮類抗生素有耐藥性

沙門氏菌，對氟喹諾酮類抗生素有耐藥性

淋病奈瑟菌，對頭孢菌素有耐藥性，對氟喹諾酮類抗生素有耐藥性

「中度」優先需要：

肺炎鏈球菌，對青黴素不敏感

流感嗜血桿菌，對氨苄青黴素有耐藥性

志賀氏菌屬，對氟喹諾酮類抗生素有耐藥性

靜脈輸液

一九三一年，美國生產出全球第一瓶輸液商用品——五%葡萄糖注射液——自此以後，「吊點滴」便廣泛應用於臨床醫學上。

●「液」到病除？

世界衛生組織宣導的用藥原則是「能吃藥就不打針，能打針就不輸液」。然而海峽兩岸的華人，無論大小病症，似乎都對輸液情有獨鍾，儼然將其當成萬能的救命稻草，認為可以「液」到病除。大陸官方的資料即曾披露：在二〇〇九年，全民就用掉了一〇四億瓶（袋）的輸液。以十三億人口計算，平均每人一年要用掉八瓶（袋）！而到了二〇一四年，輸液生產量已高達一三六．九二億瓶（袋）！

人們對靜脈輸液的錯誤認知，以及所造成的就醫習慣，有識之士早就跳出來振臂疾呼、諄諄告誡了。沒錯，這種療法是現代醫學的重要手段，在挽救病人生命方面有著不可替代的重要性；然而因為屬於侵入性醫療行為，原本僅施用在急救、重症和無法進食的患者身上，無謂的輸液只會帶來諸多安全的隱患。

●不是零風險

醫療專家提醒大眾的輸液風險，最主要就是下列幾項：

一、不溶性微粒：注射劑絕無零微粒的，它們會堆積在體內，阻塞血管、誘發靜脈炎和肉芽腫（巨噬細胞吞掉微粒變大形成），傷害組織器官。

二、內毒素：輸液引起的發熱反應，主要來自細菌釋出的內毒素。輸液雖號稱無菌，事實上還是有死菌存在，所以想要避免這一類毒素很難。

三、藥物：非經口服就直闖血液的用藥，容易增加嚴重不良反應，尤其微粒和內毒素越多，發生概率就越高，甚至出現致命的過敏性休克！

四、免疫力：任何進入身體內部的物質，若沒經過胃腸的流程，負責把關的免疫細胞將會缺乏操練、戰鬥力變弱，久之必導致免疫力下降。

● 越輸液、對腸道越不好

不過我們認為，對經常掛吊瓶的病患來說，還有一項被忽略的重大危害，那就是：輸液會損傷腸壁黏膜層，引起腸道的滲漏！這是我過去在講課時都會告知學生的。

主流醫學一向不重視腸漏症，其實腸道通透性的改變，與全身上下的健康息息相關；如果腸道屏障受損，就會因容易產生炎症而患上許多疾病，特別是些難解的慢性病——使用靜脈輸液豈能不更謹慎！

母乳中的細菌

母乳是嬰兒健康成長的聖品，若說裡面帶有好幾百個屬種的細菌，在幾年前大概不會有人相信，而開啟這方面研究先河的就是西班牙學者。

二〇一三年，馬德里康普頓斯大學（Complutense）在《藥理學研究》（*Pharmacological Research*）月刊上，首度以一篇論文表明，母乳（包括初乳和常乳）裡含有七百多個屬種的細菌；二〇一七年，大陸中國科學院的英文期刊《科學通報》（*Science Bulletin*），也刊登了篇本土母乳的研究，指出其中擁有六百多個屬種的細菌。

● 雙重保護作用

事實上，乳腺導管裡原本就有正常菌叢，母乳中帶有多樣細菌實不足為奇，乳腺炎的起因也大多與這部位的菌群失調有關。

不過乳腺炎的疾病也意味著，母乳裡的菌群中是帶有些喜歡惹事生非的、亦即一般所謂的病原菌。這樣說來，餵養母乳豈不是隱藏著致病的風險？——事實卻不然！因為母乳中的寡糖和雙歧桿菌會發揮雙重的保護作用。那麼，它們是怎樣做到的呢？

●有利寶寶的生長

母乳裡至少含有一百三十種寡糖，它們的功能——

一是具有抗菌的活性，不但會阻擋病原菌黏附在腸壁上並滋生，更可以直接殺滅它們，或使其細菌膜破裂而死亡。

二是作為「雙歧因子」，促使母乳裡抗菌力也強大的雙歧桿菌大量增殖，從而穩定乳內細菌群落的生態平衡。

根據洛杉磯加利福尼亞大學的研究，嬰兒腸內三〇%的有益菌，是直接來自母乳哺育，另外一〇％則是來自母親乳房上的皮膚。毋庸置疑，母乳中細菌的多樣性有利於嬰兒成長，它們雖不是駐進腸道的先鋒部隊，但在協助構建腸內菌群和免疫系統的成熟上，卻是不可或缺的幫手。

加油站

二〇一三年，瑞典哥德堡希薇亞皇后兒童醫院（Queen Silvia Children's Hospital）的研究發現，父母在餵奶前若先吮吸奶嘴，有助於增加寶寶口腔細菌的多樣性，提升免疫力、預防過敏症和哮喘。

研究人員追蹤認定的一百八十四名、出生後具有過敏體質的嬰兒，在六個月大時有六十五位父母會事先吮吸奶瓶的奶嘴，之後才給自己的小孩喝奶。隨後等到所有嬰幼兒十八個月大時，再次進行過敏測試。結果發現，其中四十六名患有濕疹、十名出現哮喘跡象，而反觀那六十五位家長的寶貝，罹患濕疹的風險降低了六三%，哮喘降低達八八%。不過，這種效應在小孩成長到三歲後，就逐漸消失了。

這項研究儘管很科學，想來一般家長理應不至於如法炮製吧！畢竟細菌傳播所帶來的危險無從預料，若得不償失，就後悔莫及了。

剖腹產兒

多年來許多人一直在宣導自然分娩，因為剖腹產兒沒經過母親陰道這關的洗禮，致使腸內缺乏乳酸細菌，對嬰兒的健康將造成長期影響。剖腹產與許多難纏的疾病譬如肥胖、過敏和哮喘等有較高的關聯性，這方面的研究現在也已經越來越多。

●模擬自然分娩

那麼，由於難產而必須剖腹出生的嬰兒，就得聽天由命、沒有亡羊補牢的辦法了嗎？答案是有的！那就是一種模擬自然分娩過程的方式，我們姑且稱它為「陰道細菌拭擦法」。

這是由近年來風頭甚健的美國學者羅伯．奈特率先示範的辦法。他目前是加州大學聖地牙哥分校、微生物群系研究所（Microbiome Initiative）的執牛耳者。

二〇一一年，他的女兒即是因故緊急剖腹而出世的，奈特為了降低負面影響，就趁醫護人員離開手術室後，用醫療用棉棒將妻子陰道的細菌塗抹到女兒身上的幾處地方：皮膚、耳朵和嘴巴，這些部位都是自然分娩時，嬰兒通過陰道會接觸到的。此即所謂「陰道細菌拭擦法」，不過它並無標準的操作程序可言。

●有趣的大型研究

羅伯・奈特隨後與羅格斯大學的瑪麗亞・多明戈茲—貝羅合作一場大型實驗，想證明他的做法是對的，並瞭解這種補救方式能否改善剖腹產所引起的短、長期影響。

他們的研究方法很簡單：即在孕婦手術前一個小時，將一塊醫用紗布置入陰道中，手術時再取出、放到無菌培養皿中，然後在嬰兒出生後擦拭其全身。而二〇一六年發表的結果顯示，只是單純的拭擦，就能讓剖腹產兒的腸道細菌，擁有與自然分娩兒更相近的細菌種類。

貝羅曾說了句頗有意思的話：「身為一名女性科學家，我從未建議過任何人這樣做，因為我還沒有足夠的相關資料；不過我先這麼說好了，如果我當初剖腹產女時，能擁有現今的資訊，那麼我會選擇自然產。」

●自然產還是剖腹產？

今天，大陸超過一半的孕婦都是剖腹產，排名世界前茅，箇中因素不一而足，但有一點很關鍵，那就是人們對自然分娩和剖腹生產的利弊不甚明瞭。純就醫學來說，剖腹產的危險是遠高於自然分娩的，所有腹腔手術需要承擔的風險，可一項都少不了！

還有很多人認為，若首胎以剖腹方式生產，那生第二胎時也得依樣畫葫蘆，理由是上次手術留下的傷疤，將因收縮的壓力而破裂——這可是無稽之談！

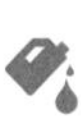

加油站

二〇一八年，美國新罕布什爾州漢諾威的達特茅斯—希區考克醫學中心（Dartmouth-Hitchcock Medical Center），在《微生物群系》（*Microbiome*）期刊發表了一篇〈孕婦飲食與嬰兒糞便微生物群之關係決定於分娩方式〉論文。研究人員採集了一百四十五例、六周大的嬰兒糞便（其中自然分娩九十七名、剖腹生產四十八名）和孕婦在二十四至二十八周時的飲食資訊來進行研究。

他們觀察到，嬰兒腸內的菌群是以雙岐桿菌屬、鏈球菌屬、梭菌屬和擬桿菌屬的細菌為主，並進一步發現，孕婦飲食對它們群落水準與豐度的影響；這種影響顯然與分娩的方式有關，尤其對剖腹產兒的健康潛在不利的一面。

大腸水療

在大陸，有些醫院已推出洗腸門診，為患者做大腸水療。但這種療法自古有之，史不絕書，據信始於西元前法老王時代的埃及人。

東漢有王充名言：「欲得長生，腸中當清；欲得不死，腸中無滓。」這句話最足以代表東、西方古人的養生觀念了，即是洗滌腸道，就能讓人健康、長壽。

●近代的腸道水療風潮

然而，近代興起於美國、後蔚為風潮的大腸水療，實與前述思維關聯不大，起因主要是——飽受便祕困擾的人太多了。

大腸水療和常規洗腸不同之處，在於後者是臨床上的一種醫療手段，有明確的對象限制，譬如做腸鏡檢查或動腹部手術者；而前者清理腸道的訴求，則著眼於保健這方面。

對於為便祕所苦的人，大腸水療確實具有改善作用。由於吾人的糞便裡大概含有三十二種毒素，這種療法宣稱可以排毒養顏，亦未必誇大其詞。問題在於：進行水療時，腸道是會伸展開來的，故若經常洗腸的話，可能將喪失大腸把糞便向下擠壓並排出的能力，到時便祕不是變得更嚴重了嗎？

●無效的大腸水療

二〇〇九年，美國兩位腸胃病學專家，同時也身兼醫師的魯本．阿格斯塔（Ruben Acosta）和布魯克．凱希（Brooks D. Cash），搜集了二百九十七篇論述大腸水療有何好處的文獻，來做綜合研究；他們得出的結論是：完全找不到一篇足以證實大腸水療有任何效果的報告，甚至在多數的案例中，只會讓情況變得更複雜！

畢竟，大腸的自然設計是為「排出」而非「接受」，大腸水療明顯屬於侵入性的醫療行為，不但容易使身體丟失許多水分、打亂礦物質的應有含量、影響心肺器官，更會破壞腸內菌叢的生態平衡，導致腸道滲漏，進而嚴重衝擊健康！

清洗腸道後或許讓人神清氣爽、一派輕鬆，但到頭來很可能得不償失，豈能不謹慎對待？

加油站

同樣是二〇〇九年，英國《結腸直腸疾病》（*Colorectal Disease*）期刊上，刊登了一篇新加坡伊麗莎白醫學中心（Mount Elizabeth）的研究：〈大腸水療的生理學〉。該篇論文指出，大腸水療沒有生理學基礎，至少有一些前提並不正確；事實上，它可能導致毒素和細菌傳播、被吸收到體內，因為排泄物在直腸時已成固體形狀，做水療時又遭沖散為懸浮物，反而會促進糞便所含的毒素與細菌都滲透到全身循環中，弄巧成拙！

糞菌移植

「你去吃屎吧！」雖是一句損人的粗話，但吃大便真的可以治病。這幾年來，糞便細菌移植療法已漸獲主流醫學的認同和採行了。

●利用糞便來治療疾病

或許是受到動物食糞的啟發，古人早就知道利用糞便來治療疾病了。西元四世紀，東晉學者葛洪即留下「飲糞汁一升即活」這樣的驚世之語。當然，先賢們限於歷史條件，並不知療效作用的關鍵，乃是來自糞便裡的腸道細菌。

如今，糞菌移植已被用來嘗試治療諸多疑難雜症，包括了炎症性腸病、肥胖等代謝綜合症和神經變性疾病。根據調查，近幾年來各國有註冊的相關臨床試驗，總計超過兩百項，針對的疾病類別亦超過二十種。

目前這種微生態療法，最常用在由艱難梭菌引發的偽膜性腸炎（Pseudomembrane colitis）上，病患大都因此而得救。再來就是醫治腹瀉型的腸躁症了，療效多數也明顯可見。

全球如今已累積不少糞菌移植的成功案例，效果顯著。原因雖不清楚，但肯定與自然糞液中多樣性的細菌群體所發揮的協同作用有關；而療法即便失敗，或許也能為患者的常規醫療鋪上坦途，因為正常的腸道菌群既然經過暫時重建，在這個利基上要改善或治癒疾病，就會比較順手了。

●長途旅行第一步

無庸置疑，糞便移植乃是偽膜性腸炎的救命稻草。大家都知道，器官移植最怕的就是排斥反應，如果腸道細菌是一個「微生物器官」，那麼糞便移植理應也會面臨同樣的問題才對。

二〇一三年，紐約艾伯特・愛因斯坦醫學院（Albert Einstein College of Medicine）的勞倫茲・勃蘭特（Lawrence J. Brandt）在《美國胃腸病學雜誌》發表了一篇〈糞菌移植：長途旅行第一步〉，文章即指出，我們需要進一步瞭解糞菌移植與病人的生理相互作用，以及患者能維持改變的微生物相多長時間。

這位腸道專家認為，大便療法的嚴重副作用遲早會出現，可能是急性感染或者過敏性反應，甚至是長期的後遺症。不過，吾人相信這些外來移民還是會功成身退，總有消失不見的一天；宿主的原有住民終將再次重現江湖、叱吒腸道。

其實，如何尋覓健康而且適合病人的捐贈糞便，才是糞菌移植面臨的最大問題，因捐糞比起獻血的要求來得嚴格太多，企盼找到理想的糞源，並非易事。

●亞洲正急起直追

臺灣衛福部在二〇一八年才預計開放糞菌移植療法，准許用於「反覆且頑固型艱難梭菌」感染者；大陸南京醫科大學第二附屬醫院，在張發明教授領軍下，二〇一二年就已創建標準化糞菌移植中心，隨後還成立了亞洲首個糞菌庫，積極展開研究，臨床成果豐碩，在國際上擁有知名度，相當值得臺灣方面取經借鏡。

加油站

二〇一一年，加拿大貴湖大學（University of Guelph）的研究人員，將健康者的糞便樣本「加工」處理，開發出只含有三十三種無害細菌的人造糞液，並治癒了兩名重複感染艱難梭菌的受試者。

我們認為，雖經篩選培育而重新組合的糞菌，或能確保細菌來源的安全性與可控性，但這種人造糞菌等同超大號的益生菌製劑，其療效或不見得會比自然的糞菌嘉惠更多患者。

藥物傷肝

我們都知道，吃藥傷胃、傷肝和傷腎。此節僅就損害肝臟部分來說明，因為與腸道細菌有密切關聯！

●排毒既傷肝又傷腸

有謂「是藥三分毒」。肝臟是最主要的藥物代謝器官，排解毒素是它的天賦專長，流程大概可分成兩個階段：

一是由細胞色素P-450酶家族帶動的排毒。這裡製造出中間代謝產物，不過在這個過程中，因會產生活性氧而使肝臟第一次受到傷害。

第二階段排毒，則是透過接合或者說包裹的方式，做進一步加工。其代謝途徑有好幾種，包括了葡萄糖醛酸化、硫酸化和甘氨酸化等化學反應。

當肝臟借道腸腔，將過濾後的毒素排出體外時，就會跟腸內的細菌不期而遇。腸道細菌往往會好奇地將肝臟打包妥當的毒素代謝物質分解開來，使其再進入腸肝循環，從而加重藥物的肝毒性。這其中常見的腸菌，其水解的葡萄糖醛酸化結合物，更是令藥物在腸肝循環的決定性動作！

二〇一七年六月，美國《肝臟》期刊上就有項針對癡呆症藥物「他克林」（Tacrine）的肝毒性研究，文中即指出，腸道細菌產生的β-葡萄糖醛酸酶，會促使該藥去葡萄糖醛酸化，明顯加重了由藥物誘導的肝臟損傷。須知β-葡萄糖醛酸酶同時有致癌的風險，腸內能製造這種酶的細菌非常多，大腸桿菌就堪稱是其中代表。

●增加好菌還是唯一解決辦法

正如前述研究顯示的，預先投以抗生素，可以減輕吃藥對肝臟的傷害，然而這絕非最好的辦法：根本之道還是得從日常飲食著手，方為上策！因為β-葡萄糖醛酸酶的活性與飲食有關，若能夠減少攝入高蛋白和高脂肪、多吃些富含纖維素的食物或者「益菌生」——寡糖，以利雙歧桿菌等好菌增多，自然就可以降低該菌的活性了。

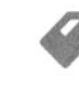

加油站

二〇一八年三月，《自然》雜誌刊登了一篇德國歐洲分子生物學實驗室的論文，〈非抗生素藥物對人體腸道細菌的廣泛影響〉，揭示四分之一的常用藥對腸道菌群有顯著影響。

研究人員搜集了目前一〇七九種合法藥物，其中只有一百五十六種（一四四種抗生素和十二種防腐劑）具有抗菌活性，隨後選擇了四十種健康者腸內的正常菌群來測試藥物。

結果顯示，抗生素類對腸道細菌有活性並不意外，令人驚訝的是計有二七%的非抗生素類藥物，會至少抑制一種細菌的生長，尤其有四十餘種藥物還影響了超過十個菌群。他們發現，健康者腸內相對豐度較高的物種，更易受到適用人類的藥物影響！

微生物組計畫

根據專家估計，微生物大約有一萬億種。它們是地球上最早出現的生命，堪稱包山包海，無所不在。沒有微生物就不會有人類、動物和植物，這個婆娑世界將是一片死寂而非當下的面貌。

●深入探索微生物的世界

自二〇〇五年十月，包括中國等十三國的科學家，在巴黎舉辦了推動人體微生物組研究計畫會議並發表宣言後，二〇〇八年美國和歐盟相繼各自展開了「人類微生物組計畫」和「人類腸道元基因組研究計畫」。前者旨在搜集人體各部位的微生物，探索和瞭解它們的變化對宿主身體狀況的影響，後者則著力在腸道微生物基因與人體健康和疾病的關係。十幾年過去了，現在大家都已對棲息人體的微生物群系有或多或少的認識。

二〇一〇年八月，美國學者傑克．吉伯特（Jack Gilbert）和羅勃．奈特等人發起並成立了「地球微生物組計畫」（Earth Microbiome Project），微生物組計畫的範圍擴大了，可以說是包羅萬象。該計畫的目標，是預計鑒定包括土壤、空氣、海洋和淡水等在內的二十萬個微生物樣本，給它們列個清單，最後編成詳細的目錄。

「地球微生物組計畫」的初步成果已發表在二〇一七年十一月一日出版的《自然》雜誌上。報告指出，在全球四十多個國家、五百多位科學家的通力合作下，迄今已收集到近兩萬八千個不同的環境樣本，並鑒定出三十多萬條獨特的微生物基因序列，但只有一〇%與現有的資料庫可相匹配。由此可見，我們已知的微生物只不過是滄海一粟而已。

●美官方啟動超級大工程

今天更有項頂級的微生物組計畫正在進行中：即經過一年的醞釀、二〇一六年五月十三日，美國歐巴馬政府正式宣布啟動一個跨部會、並與民間力量合作的「國家微生物組倡議」（National Microbiome Initiative），旨在促進不同環境的微生物組研究，藉以開發微生物在醫療健康、食品生產和環境保護等領域的應用。

這個由國家帶頭的龐大微生物組計畫，將致力於協調及整合目前已有的資源，並確立了三大目標：

一、支援跨學科研究，解決不同生態系統微生物的基本問題。

二、發展平臺技術，促進微生物瞭解以及知識和資料的共用。

三、通過教育資源和公眾參與等措施，擴增研究微生物人才。

「國家微生物組倡議」是微生物組計畫一項前所未有的大工程，無疑將逐漸發掘更多的微生物祕密及其應用，且讓我們拭目以待吧！

腸道細菌點將錄

2

酵素

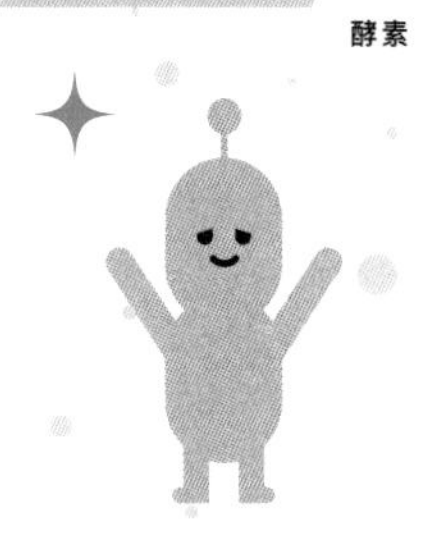

脆弱擬桿菌

脆弱擬桿菌（Bacteroides fragilis）是大多數人腸內正常菌叢的重要成員，但也是臨床各科認為、較會引起發自人體內部（內源性）感染的常見細菌，甚至與腸癌也沾上了邊！故傳統上認為是種「條件致病菌」；以微生態學的觀點來說，所謂的條件指的是易量和易位，只有在這種情況下，它才會對宿主造成傷害。

●操縱發炎機能的厲害桿菌

曾榮獲二〇一二年「麥克阿瑟」天才獎的加州理工學院薩爾奇斯．馬茲曼尼恩（Sarkis K. Mazmanian）教授，這十多年來都在研究脆弱擬桿菌，他的動物實驗清楚表明，此菌能夠恢復自閉症老鼠正常的腸道菌群結構和腸道滲透性，同時改善牠們的焦慮程度、交流互動以及重複刻板的行為等。

尤其，值得一提的是，馬茲曼尼恩的研究團隊觀察到：脆弱擬桿菌竟然會對免疫系統發號施令，支援或者操縱身體的抗發炎機能，協助免疫系統平衡！它就好比是一位裁判，有助於使促發炎和抗發炎的免疫細胞回復平和、均勢。

具體地說就是：脆弱擬桿菌能製造一種名稱多醣A（Polysaccharide-A）的物質，在其釋放出來時會激起調節型T細胞（Tregs）的活化，使得輔助型T細胞免疫軍團冷靜下來；因此除了能保護自身不被當作病原體而遭到攻擊外，在治療發炎性腸道疾病和腸躁症上，脆弱擬桿菌也是個很好的幫手！

●自體免疫性疾病的橫行

脆弱擬桿菌的益生作用非常明顯，可以彌補人類自身去氧核糖核酸（DNA）的不足，可惜它與幽門螺旋桿菌的遭遇同病相憐，向來被醫學界視為絕非善類！因此在抗生素三不五時地投放影響下，現代人腸內這種共生細菌也同樣越來越少了。今天全球罹患自體免疫性疾病——例如第一型糖尿病、克羅恩氏病和多發性硬化症等等——的人急速增加，可能就是與脆弱擬桿菌的缺乏有直接關係。

如果你有需要補充這種益生菌，目前在市場上是可找到液態包裝的製劑；另外，根據日本實驗的結果顯示，攝取益菌生（Prebiotics）——異麥芽寡糖——也有促進腸內原生菌明顯增殖的效果。

免疫球蛋白A

人體內分泌最多的抗體就是免疫球蛋白A（IgA），因為它必須保護直接向體外開放的呼吸道，加上消化道和生殖道等，約計有四百平方公尺的黏膜表面，戰線長、消耗大，比其它抗體加起來還多，自然就不足為奇了。例如在腸道裡，成人每天就要分泌大約三至四公克的免疫球蛋白A。

●「無害，可進入！」

我們知道，B淋巴細胞的功能就是合成不同的抗體，去幫進入體內的物質貼上有害抑或無害的標籤，好讓各路白血球區分是要清除還是保護，而其中的免疫球蛋白A，就是一種專門用來識別無害物質的抗體。

日本理化學研究所的黏膜免疫學權威西多妮亞・法格拉桑（Sidonia

Fagarasan），就是最早觀察到免疫球蛋白A極有可能會維護腸內某些細菌、而非排除它們的學者。她認為這型抗體也參與了維持與控制腸道細菌的工作。如今她的觀點已獲得加州理工學院薩爾奇斯·馬茲曼尼恩等人研究的有力證實。

●和平共處吧！

馬茲曼尼恩團隊長期關注腸內脆弱擬桿菌，鑒定出它有助於緩解結腸炎、多發性硬化症和自閉症的病情。這次則通過該菌的研究，揭示了免疫球蛋白A是保障腸內正常菌叢存在的關鍵。

他們發現到：免疫球蛋白A是與脆弱擬桿菌表面由糖類形成的莢膜結合在一起的，這也就等於給它貼上無害物質的標籤，使之能安身立命於腸道。

不過最有說服力的實驗則是：

一、比較分別投以脆弱擬桿菌的正常無菌鼠，和不能製造免疫球蛋白A

的無菌鼠，結果顯示該菌會在前者的腸道內落籍，後者卻只能是過客。

二、研究人員將正常老鼠的整個腸道微生物群系，移轉給免疫球蛋白A缺乏的無菌鼠體內，結果發現有些不同的細菌還是無法落戶定植下來。

這篇二〇一八年五月三日刊登於線上《科學》雜誌、名為〈腸道菌群利用免疫球蛋白A來定植黏膜〉的論文，揭露了腸道細菌與宿主和平共處的分子機制，也為微生態失調療法開闢了新的思路。

免疫球蛋白A抗體因有獨特的尾部結構，能夠抵抗消化道中的酸和酶，或許有天可從外補充免疫球蛋白A，或是配合益生菌製劑來使用。

二〇〇一年出版的拙作《一肚子好菌》裡，即曾提到免疫球蛋白A具有「可改變細菌的生長特徵，調節正常腸道內的菌群分布」功能；事隔十七年，終於看到一篇足以印證的分子水準研究了，實在很高興！

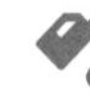

加油站

腸內有益菌數量多，就會增加宿主免疫球蛋白A的分泌及第一輔助型T細胞（Th1）的活性。前者濃度越高、腸道保護力越強；後者則是扮演過敏產生時的調節器，若第一輔助型T細胞活性高，相對第二輔助型T細胞（Th2）活性就低，宿主身體也就比較不會出現過敏的現象。

具核梭桿菌

對一般人來說，具核梭桿菌（Fusobacterium nucleatum）是個陌生的名稱。它是我們口腔這個菌庫裡的固定成員之一，典型的外觀呈紡錘形，具有銳利的尖端，公認屬於條件致病菌，可主導牙周病的發生。

●從口腔影響到大腸

這種專性厭氧的微生物擁有很強的黏附細胞能力和多種毒力因子（virulence factors），若從口腔隨血液易位到身體其他器官，或將為宿主帶來災難，譬如說：闌尾炎，或是感染子宮、導致孕婦早產等。

這幾年來已有好多篇研究指出，具核梭桿菌與大腸癌的發生與發展有密切關聯，它不僅促進癌症形成，也推動癌細胞淋巴結的轉移。研究人員還發現，患者若預後不佳、易再復發，實與該菌豐富度升高、造成癌細胞抵抗化療藥物有關。

具核梭桿菌之所以能為虎作倀，在腸癌上推波助瀾，憑藉的本事就在它會黏附並侵入大腸癌細胞裡面、活化增殖，進而觸發一連串的變化。

●為虎作倀的重要角色

這種細菌透過自身表面不同的蛋白分子，一方面與腸道細胞結合、趁勢坐大，破壞菌相平衡、誘發炎症反應，增加了罹患癌症的風險；一方面則與免疫細胞相結合，保護腫瘤細胞免遭抑制或者殺滅，加速了癌症的進展。

我們知道與大腸癌攀親帶故的腸道細菌不一而足，例如牛鏈球菌（Streptococcus bovis）、產腸毒素脆弱擬桿菌（Enterotoxigenic bacteroides fragilis）以及大腸桿菌（Escherichia coli）等，都被研究探討過。但可以肯定地說，直接聚集在腫瘤細胞裡的具核梭桿菌，所扮演的絕對不會是配角。

加油站

一、牛鏈球菌的黏附性較低，不能進入上皮細胞內部，它最常見於敗血症與心內膜炎裡，患者們的大腸癌發生率分別為一八％～六〇％和二五％～八〇％，高於其他人群。

二、產腸毒素脆弱擬桿菌分泌的金屬蛋白酶，除了可引起腹瀉外，還能降解腸道細胞上的黏蛋白，並啟動參與發炎和細胞分裂的基因，從而開通致癌的途徑。

三、大腸桿菌表達的基因毒素（Genotoxin）會裂解上皮細胞DNA雙鏈，導致突變。尤其是這種大腸桿菌若與上述的脆弱擬桿菌同時並存在腸道內，更容易引發大腸癌。

幽門螺旋桿菌

主流醫學對幽門螺旋桿菌有很深的偏見，都認為它是非常不好的細菌，甚至在一九九四年，世界衛生組織還將它列為第一級的致癌物。多年來在人見喊殺的形勢下，幽門螺旋桿菌堪稱當今正在逐漸消失中的微生物代表！根據調查，現在歐美等富裕國家裡，每四個人當中只有一人會攜帶幽門螺旋桿菌，這絕非是件可喜可賀的事。

●人類有用的老夥伴

從基因研究可知，人類身上、至少在十萬年前，就帶有幽門螺旋桿菌了。這個與人類共生的古老微生物夥伴，真有那麼壞嗎？紐約大學研究該菌逾三十年的馬丁·布雷瑟（Martin J. Blaser）和他的團隊現已給出了答案，即幽門螺旋桿菌可以調節宿主重要的代謝與免疫功能：

一、胃酸高低直接受到幽門螺旋桿菌調控，能保護不患上胃食道逆流、減少食道阻塞病（巴瑞特氏食道症〔Barret esophagus〕）等。

二、幽門螺旋桿菌的作用大都始自嬰幼兒期，它的存在可抑制氣喘病發生，也較不會對過敏原起反應。

三、幽門螺旋桿菌能徵召調節型免疫細胞（Treg）來協助壓制免疫反應，預防多發性硬化症和克隆恩氏症（Crohn's disease）等。

四、幽門螺旋桿菌會影響飢餓素（Ghrelin）和瘦體素（Leptin）——兩者涉及能量儲存和荷爾蒙調節，故與體態胖瘦也有著連帶關係。

●解決現代人的食道困擾

幽門螺旋桿菌是長期歷史進化過程中，在胃裡形成的優勢正常菌叢，一旦消失，後果堪憂！現從流行病學調查所顯示的、全球胃食道逆流和食道腺癌等患者的逐年增加，不就可看出端倪了嗎？

道家說得好：「萬物負陰而抱陽。」一幽門螺旋桿菌致病的原因，一言以敝之，誠如美國密西根大學微生物學家格里・胡夫納格爾（Gary B. Huffnagle）說的，即在於族群繁殖過量，造成胃內微生態失衡。因此，我們該做的應該是設法調整、而非消滅它們，否則總有一天會因為將它趕盡殺絕而懊悔不已！

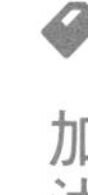

加油站

數年前曾經發表過幾篇幽門螺旋桿菌與過敏和哮喘關係論文的瑞士蘇黎世大學（University of Zurich），二〇一八年在《過敏與臨床免疫學期刊》（*J. Allergy Clin. Immunol*）上又刊登了一篇最新研究，再次驗證了幽門螺旋桿菌在減少過敏和慢性炎症疾病的作用。

他們指出，母體在圍產期（妊娠二十八周至產後一周）暴露於幽門螺旋桿菌、接觸到其提取物或分泌的免疫抑制劑：空泡毒素VacA時，能通過誘導調節型T細胞，不僅在第一代，也在第二代對過敏性氣管炎提供強大的保護力，而且不會增加對病毒或細菌的易感性。

多形擬桿菌

現在我們已經知道，腸道細菌會幫忙消化吃進去的食物，特別是那些很難分解的碳水化合物，譬如說纖維、抗性澱粉（Resistant starch）或者是寡糖等，因為身體不像腸道細菌那樣能產出處理它們的相應酶類。不過宿主無法代謝的碳水化合物，也就是腸道細菌的重要營養來源。

一般認為，分子結構複雜的碳水化合物在消化道的分解，通常都是腸內一些細菌共同合作促成的，譬如說膳食纖維不就是這樣嗎？那麼腸道是否有個別的細菌就能獨攬作業呢？著名的《自然》雜誌（二〇一七年三月二十二日出刊）有篇文章已經給出了答案。

●分解糖的高手

英國新堡大學（Newcastle University）取材名稱拗口的「鼠李半乳糖醛酸聚醣」（Rhamnogalacturonan）作為研究基質，這是種具有二十一個不同糖苷鍵的植物多醣，在紅酒裡面含量頗高。研究人員檢測了我們腸內數量最龐大的擬桿菌屬（Bacteroides）一些菌種，結果發現多形擬桿菌（B. thetaiotaomicron）所產生的七種糖苷水解酶，可切開該糖的糖苷鍵，獨自完成這種複雜碳水化合物的代謝任務。

要知道，腸道主要的多醣分解細菌包括：擬桿菌、瘤胃球菌、雙歧桿菌，以及一些優桿菌屬（Eubacterium）和梭菌屬（Clostridium）的細菌，其中擬桿菌乃是腸內最廣泛的多醣分解細菌，其所屬的多形擬桿菌即解糖高手的代表！

因為多形擬桿菌的基因編碼不只是上述幾種糖苷酶而已，還包含了逾百種的多糖分解相關酶，它們都可分解膳食碳水化合物的大部分糖苷鍵、釋放出能量，因此這種細菌跟體重、糖尿病會有一定關聯，其在腸道數量的增減變化是很值得注意的。

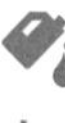

加油站

多形擬桿菌能代謝麩胺酸（Glutamic acid），增加脂肪細胞的脂肪分解和脂肪酸氧化過程、降低脂肪堆積，有助於瘦身減肥。

美國聖易斯華盛頓大學醫學院研究比較了肥胖老鼠和纖瘦老鼠的腸道細菌，結果即顯示，胖鼠腸內的擬桿菌門（Bacteroidetes）細菌減少了將近一半，而多形擬桿菌便是其中之一。

羅伊氏乳桿菌

二〇一六年，美國休士頓貝勒醫學院（Baylor College of Medicine）在《細胞》（*Cell*）期刊上發表的動物實驗指出，如果腸道缺乏羅伊氏（或譯瑞特氏）乳桿菌（Lactobacillus reuteri），即會導致小鼠社交功能的缺陷，就像自閉症出現的症狀那樣。

● 促進社交能力

研究人員比較了高脂飲食和正常飲食餵養的母鼠後代腸道細菌，結果發現雙方存有顯著差異。在社交出問題的前者，腸內菌群失衡，尤其羅伊氏菌非常少，不過在補充該菌或轉移後者正常小鼠的糞便後，牠們的社會行為障礙就被逆轉了。

有趣的是，研究團隊還觀察到羅伊氏乳桿菌能促進「催產素」（Oxytocin）生成，恢復到標準。必須瞭解，這種荷爾蒙在社交行為中相當關鍵，也與人類的自閉症有關。

二〇一七年，華盛頓大學與普林斯頓大學的研究人員在《科學》雜誌發表的論文則揭示，羅伊氏菌能通過色氨酸衍生物3-吲哚-乙酸，來誘導一類促進耐受性的免疫細胞產生，進而調節發炎性腸病。

●幼兒的保護者

其實在乳酸桿菌家族裡，通常羅伊氏菌在腸內是最多的，嬰幼兒保健食品中也常見添加。這種益生菌的研究早在上個世紀八〇年代就開始了。羅伊氏菌所產生的羅伊氏菌素（Reuterin），與其它乳酸桿菌製造的細菌素完全不同：

一是它屬於廣效型的抗菌素，能抑制很多致病微生物；二是它屬於非蛋白類物質，不致受到蛋白酶破壞，故穩定性很高。

除此之外，羅伊氏菌還能承受胃酸和膽汁，並擁有較強的黏附能力，可安然定植於腸黏膜黏液層和上皮細胞。

羅伊氏乳桿菌就是因為有上述特性，故在腸道疾病防治上屢有表現，特別是針對孩童的腹瀉、便祕，以及引起嬰幼兒夜間哭鬧的疝氣等，都有很明顯的療效。

加油站

二〇一四年貝勒醫學院另在《細胞生理學》（*Cell Physiology*）期刊發表的一項動物實驗指出，羅伊氏乳桿菌可以提高骨密度和骨礦物含量，預防骨質流失與疏鬆。

卵巢移除的老鼠在攝取該菌後，骨骼中炎症因子表達減少、骨吸收標誌物以及破骨細胞生成均明顯下降，同時老鼠紊亂的腸道菌叢也改變了。

研究團隊認為，服用羅伊氏乳桿菌是減少停經後骨量缺少簡單而有效的方法。

減肥細菌

如果你想瘦身，有種腸內細菌一定要知道，那就是阿克曼氏菌（Akkermansia muciniphila）。阿克曼氏菌是為表彰荷蘭學者安東・阿克曼（Antoon Akkermans）對微生物生態學的卓越貢獻，而以之命名的。

它的名字muciniphila即「喜歡黏液的」。這種細菌生活在腸道厚厚的黏液層上，它們會促進腸內細胞產生更多的黏液來提供其養分並屏障腸道，維護健康。若該菌數量缺少的話，黏液層就會變薄，容易造成腸漏。

阿克曼氏菌是名符其實的減肥細菌，與體重有直接的關係：腸道含量較少的人，BMI值就越高。調查顯示，在纖瘦者腸道內，該菌大概占有四％的數量，而在肥胖者的腸裡幾乎找不到它們的蹤影！

●比節食和運動更快的瘦身夥伴

根據研究，阿克曼氏菌之所以有顯著的減肥作用，乃是因為：

一、它們能增進腸道黏液層厚度、加固腸道屏障，阻止腸內細菌釋出的脂多糖（Lipopolysaccharide）透過腸壁進入血液。這種分子具有毒性，過量會造成脂肪組織發炎、脂肪細胞變大而使體重上升。肥胖者血液中即會有大量的脂多糖。

二、它們能夠提升控制腸道內源性大麻素（Endocannabinoids）的水準，有助於脂肪燃燒，速度要比節食和運動快得多！要知道，只要吃了高脂食物，體內就會分泌大麻素，它與肥胖或糖尿病等代謝綜合症可是關係極為密切。

●減肥的終南捷徑

每天為體重煩惱的朋友們，其實減肥不必花大把銀子、捨近求遠，只要用心照顧好你與生俱來的阿克曼氏菌，使其增加活化，或許就能達陣了！雖然現在似乎並無商品化的阿克曼氏菌這種有益菌製劑可購買，但平日只要恪守「少葷多素」的飲食原則，仍有相當幫助。具體來說吧！你每天需要適量攝取的就是一、膳食多酚；二、膳食纖維；三、機能寡糖。

最後再提醒一下，凡是能促進雙歧桿菌增殖的食物，都可以大大增加阿克曼氏菌的數量喔！反過來說，一個人的BMI值越高，其腸內的雙歧桿菌數量也就越少。

加油站

二〇一七年《腸道》（Gut）期刊登了一篇芬蘭土庫大學（University of Turku）的論文，研究人員透過兩個非肥胖糖尿病老鼠群體，探明不同的糖尿病發生機率，與腸道細菌的關係。

他們將低發病率群的腸內菌移植到高發病群，雖後者的發病率並無改變，但在少數未被有效轉移的群體中鑒定出了阿克曼氏菌。

研究團隊再把阿克曼氏菌轉植到高發病率的群體，結果促進了腸道黏液產生，扭鏈瘤胃球菌（Ruminococcus torques）遭到壓制，降低了內毒素水準和胰島受體表達，進而延緩了糖尿病的進程。

胃口遙控者

二〇一六年拙作《漫漫腸路停看聽》有篇文章〈幽門螺旋桿菌真的一無是處嗎？〉曾提到紐約大學的研究指出，幽門螺旋桿菌能調控「飢餓素」（Ghrelin）的產生，該菌一旦缺少，這種功能就會失調，使人管不住嘴而體重增加。

● 大腸桿菌委屈了

就像幽門螺旋桿菌，大腸桿菌給人的印象也很負面，其實兩者都是人體內的共生細菌。在正常情況下，大腸桿菌也對宿主有益，譬如說它們會產生維生素B群，還擁有一項重要功能，就是防止病原菌在腸道裡取得勢力、為非作歹。

世界首株益生菌製劑，就是德國在上個世紀二〇年代利用尼氏大腸桿菌（Escherichia coli Nissle）開發出來的，公認能有效治療腹瀉。

●控管食欲的本領

近年來法國盧昂大學（University of Rouen）還發現，大腸桿菌參與了機體用於調節飽足感的信號途徑，具有抑制食欲、控管進食的作用呢！這篇登在二〇一五年十一月二十四日《細胞代謝》（*Cell Metabolism*）期刊上的動物研究指出，老鼠在正常餵食二十分鐘後，腸內的大腸桿菌會合成一些與進食之前不同種類的蛋白質；這些細菌蛋白透過促進腸道細胞，分泌具有抑制食欲的「肽ＹＹ」（PYY）和胰高血糖素樣肽（Glucagon-like peptide-1）物質，可啟動大腦的飽食中樞神經元，增加老鼠的飽足感；而將這種蛋白小劑量注射到飢餓老鼠的腸道後，比起對照組的老鼠，牠們也進食得少了。

我們已經知道，能促使人想吃喜愛的食物且欲罷不能的多巴胺，乃是靠腸內細菌製造的維生素B群才能合成。而這次是研究人員首度發現到，會讓宿主有飽足感的腸道細菌和相應蛋白質。

由此看來，當我們飽餐一頓後就不再嘴饞時，有可能正是腸道細菌在提醒你吃過頭了呢！

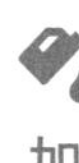

加油站

美國加州大學舊金山分校、亞利桑那州立大學和墨西哥大學的研究團隊，綜合分析了一百二十篇自一九八一至二〇一三年的腸道細菌相關文獻後，得出的結論就是腸道細菌會綁架神經系統！牠們為了自家的生存和繁殖，可以透過改變迷走神經的分子信號，來影響宿主對食物的偏好與選擇。所以我們的「胃口」可不一定全是由自己決定的！

腸道細菌與疾病

3

益菌生

腸—腦—皮軸線

早在上個世紀三〇年代，美國賓夕法尼亞大學的約翰 史塔克（John H. Stokes）和唐納德·皮爾斯伯瑞（Donald M. Pillsbury）發現腸道狀態、腸內菌叢、大腦與皮膚之間存在密切聯繫，遂提出了「腸—腦—皮軸線」的概念；不過就像德州理工大學馬克·萊特（Mark Lyte）等人在本世紀宣導的「微生物—腸—腦軸線」遭遇一樣，當時並不受多數人所認同。先知先覺者總是孤寂的，古今皆然，從無例外。

或許是拜近十年來、腸道細菌研究發達之賜，人們證實了腸道細菌的確與皮膚疾病和心理疾病有關，這個理論終於又能重見天日。大陸中國科學院在二〇一七年二月份的中文版《科學通報》，即刊登了一篇相關的評述專文。

●腸道、皮膚與心理

皮膚疾病與心理疾病的關係，一般容易體會和理解，譬如說最普遍的痤瘡好了，試想若擁有張大花臉，有誰還願意拋頭露面？一旦心理障礙出現，久之不除，焦慮和抑鬱必然不請自來，而由此對心理產生的刺激，也將使得病情進一步惡化。然而，腸道細菌如何影響上述兩種疾病的發生和發展，可就不是三言兩語能說清楚了。

簡單來說，臨床上常見的痤瘡、異位性皮膚炎、脂漏性皮膚炎和牛皮癬等皮膚疾病，以及它們所引起的心理問題，歸根究柢都與腸道菌群失調脫不了干係！難治的皮膚病，遠因起於嬰幼兒期沒建立好應有的腸內菌叢，近因則在於腸道滲透性的改變（即腸漏症）。

以牛皮癬（正確病名是銀屑病）為例，二〇一五年美國國家衛生研究院（NIH）的動物模型實驗就指出，使用抗生素治療新生期的老鼠，將會增加其成年後對牛皮癬的易感性。而自然醫學的醫師也特別強調，這種被認為「無藥可救」的疾病，壓根兒必須從修補腸道的滲漏著手，才有希望治癒。

●從「腸」計議

如今已證實，益生菌有維護微生態平衡、改善腸道的屏障、調節免疫諸細胞等功能。隨著對腸—腦—皮軸線的認識，若想治療皮膚疾病，顯然得借重微生態製劑，才容易發揮成效！

以上海交通大學的薈萃分析結果為例，益生菌對兒童異位性皮膚炎防治有其效果。又如法國歐萊雅集團的研究指出，長型雙歧桿菌能緩解皮膚炎症；再如紐約大學的實驗也表明了，口服嗜酸乳桿菌可治療痤瘡和精神異常症狀。

諸多類似以上的文獻，都顯示了微生態製劑在治療皮膚疾病，或改善皮膚和心理狀態方面，具有無窮的潛力與價值，主流醫學界理應予以重視，並善加利用才對吧！

肚子決定腦袋

上個世紀九〇年代，美國德州理工大學的馬克・萊特就有「微生物—腸—腦軸線」（Microbiota-Gut-Brain axis）這種前衛思維了，但一如三〇年代、賓夕法尼亞大學約翰・史塔克所提出的「腸—腦—皮軸線」概念那樣，一路走來也遭到同行的冷諷熱嘲。先知先覺的人，應獲得的掌聲總是姍姍來遲，自古已然。

●大腦與腸道細菌的緊密關係

二〇一四年十一月，美國神經科學學會首次召開「大腦—微生物組連接」研討會，不啻宣告主流醫學已經接受「微生物—腸—腦軸線」的觀點。所謂「事有必至，理有固然」。在這次會議舉辦之前的幾年間，研究人員出爐的相關論文都已一致指出，腸道細菌可以影響宿主的大腦發育、功能和行為舉止；大腦也會改變腸道細菌的結構和比例，破壞菌群平衡。

我們知道由迷走神經等介導的「腸—腦」（Gut-Brain）軸線，乃是腸道與腦部之間的雙向應答系統，而腸道細菌即利用這個途徑，通過神經傳導物質、細胞因子（Cytokine，或譯細胞激素）、荷爾蒙以及其代謝物等，來操縱大腦。

腸道細菌會影響宿主的神經系統——經常被引用的一項研究，就是二〇一一年加拿大麥克馬斯特大學（McMaster University）的動物實驗。他們發現：不同的腸道細菌能使老鼠產生不同的行為，以及大腦化學反應。例如將一群膽小和大膽老鼠的腸內細菌對調、植入對方的腸道，結果膽小鼠變大膽了，而大膽鼠卻變膽小了。

在動物界，我們已經知道微生物抑或寄生蟲會侵犯並主導宿主的神經系統，進而改變宿主原本的性格。譬如狂犬病的病毒，狗兒若受到感染即會喪失恐懼感，變得喜歡攻擊；感染弓形蟲的老鼠會愛上貓尿的味道，而甘願自投貓咪的羅網。美國俄亥俄州凱尼恩學院（Kenyon College）的微生物學家瓊．斯隆切夫斯基（Joan Slonczewski）——她同時也是著名的科幻作家，在二〇〇〇年出版的小說《大腦瘟疫》（*Brain Plague*）裡就曾寫道，聰明的微生物占據了人類大腦，有些讓宿主搖身一變為只圖享樂的吸血鬼，有些則使宿主成為數學界等不同領域裡的大師級人物。

那麼這種虛幻怪誕的情節，是否真的有朝一日會出現在我們自身身上呢？儘管現已證實，神經性疾病如自閉症、憂鬱症、失智症、帕金森症和多發性硬化症等，與腸道細菌的確有所關聯，但也有許多的研究已經表明，只要藉由益生菌、益菌生、抗生素以及飲食改變等手段，來調整腸內紊亂的細菌，就能讓病情改善或好轉。也就是說，我們有能力控管身上的微生物，至少在可預見的未來依然如是，所以杞人憂天就免了吧！

腸躁症

二〇一七年，加拿大麥克馬斯特大學等在《科學轉化醫學》（*Science Translational Medicine*）期刊上，發表了一項最新的腸躁症（即腸易激綜合症）研究，說明了腸內細菌的變化同時會影響腸躁症患者的腸道和行為反應。

研究人員利用糞便移植的方法，將患有腹瀉型腸躁症病人（有或無焦慮症狀）的糞便菌群、植入無菌鼠腸內，結果發現，相較於接受健康者糞便移植的無菌鼠，前者的腸道功能和行為表現均與腸躁症病人如出一轍，包括食物以更快的時間通過胃腸、腸道屏障功能障礙、低度炎症，以及類似焦慮的行為。

● 名字很多的腸躁症

腸躁症自一九四〇年代被命名以來，稱謂就很混亂，逾二十個，莫衷一是，這也反映出醫學界對其肇因有著不同的觀點與解釋。其實任何腸道問題，肯定都與腸內微生態失調有關，腸躁症自不例外，這些年來的研究也予以證實了。

澳洲腸胃學專家湯姆・勃洛迪（Tom Borody）是當代利用糞便移植術、治療過最多病人的醫師，自一九八八年迄今已進行超過五千次，對八〇％的患者都有成效；我們從其團隊累積的成功案例可以發現，糞便移植顯然是治療腸躁症——特別是腹瀉型腸躁症的最有效方法了。

● 有效對治

麥克馬斯特大學這篇論文與以往相關研究最大的不同，就在藉由糞便微生物的移植，首次探明腸道細菌的改變，與腸躁症患者在臨床上表現的關聯性。同時，研究人員也再次驗證、確認了我們之前就知道的下列兩點：

一、腸道細菌對於腦部疾病如：自閉症、帕金森症和多發性硬化症等，有著一定的影響。

二、微生態療法——包括益生菌（Probiotics）和益菌生（Prebiotics）——能有效改善並緩解腸躁症者的腸道症狀。

如今，常規療法輔以微生態製劑來醫治腸躁症，已漸成必要手段，特別是含雙歧桿菌屬和乳酸桿菌屬細菌的產品。

不過必須瞭解的是，即使是相同菌種的益生菌，由於菌株不同，效果也會有很大的落差；至於老牌子的酪酸梭菌製劑或布拉氏酵母菌製劑，前者如「阿泰寧」，後者如「億活」（兩者皆為大陸商品名），倒是沒有這種困擾。

動脈硬化

美國康乃爾大學有項實驗：他們設置兩組老鼠，一組藉由抗生素處理了腸道細菌，而沒施藥的一組則作為對照組，並在兩周後誘導牠們發生缺血性中風。

研究人員發現，那組有投放抗生素的老鼠，只有輕微中風症狀的占了六〇%；換言之，程度嚴重的僅是對照組的四〇%。

這篇發表在二〇一六年三月《自然醫學》（*Nature Medicine*）期刊上的報告表明，腸道細菌能通過調節免疫系統，增加抗炎的調節性T細胞，降低大腦中風的損傷。至於是哪一類細菌在作用，則尚待探究。

我們知道，中風乃是由於輸送到腦部某一區域的血液受到阻礙所引起，而最常見的原因即動脈硬化。二〇一二年十二月線上刊出的《自然通訊》

（*Nature Communications*）上，有篇題為「腸道宏基因組的改變與有症狀的動脈粥樣硬化相關」論文，就可與上述研究相互輝映，因為它也證實了腸道細菌改變與動脈硬化和腦中風之間的關聯。

● 中風者和健康者腸菌組成不同

瑞典查爾姆斯理工大學（Chalmers University of Technology）等的研究團隊比較了中風者和健康者，結果發現兩組人的腸道細菌存在著重大差異；前者腸內擁有豐富的柯林斯氏菌屬（Collinsella），而後者則羅斯氏菌屬（Roseburia）和優桿菌屬（Eubacterium）居多——這兩類細菌都很擅長製造有益身體抗炎的丁酸鹽等短鏈脂肪酸。

● 內源性類胡蘿蔔素

特別是編碼番茄紅素等類胡蘿蔔素的細菌基因，常頻繁出現在健康組的腸道細菌裡；而相對於中風患者，健康者的血液裡，也明顯存有更多的貝塔胡蘿蔔素——而這種具抗氧化作用的類胡蘿蔔素，公認具有保護心臟健康的作用。

加油站

二〇一八年五月，《歐洲心臟雜誌》（*European Heart Journal*）刊登了一篇英國諾丁漢大學與倫敦國王學院合作的論文，名為〈婦女腸道微生物多樣性與動脈僵硬度較低相關〉。

他們針對六百一十七組中年女性雙胞胎的研究表明，腸道細菌的多樣性和動脈硬化之間有著顯著且直接的關聯，在腸道細菌多樣性較低者中，動脈僵硬度的測量值更高。

特別是發現了瘤胃菌科（Ruminococcaceae）的菌屬，與血管硬化關係密切：這個細菌家族的多樣性低，血管硬度就會偏高。

研究人員還在動脈健康者的血液裡，觀察到由腸道細菌產生的、較高水準有益物質，譬如說能維護腸道屏障的吲哚丙酸（Indoleproprionic acid）等。

高血壓

每個人的血壓對食鹽反應雖不一樣，但大家只要談起號稱「無聲殺手」的高血壓，馬上就會想到飲食必須減少鹽分攝取。

●高鹽飲食對腸道的影響

高鹽飲食會使血壓上升，醫學認為是因為鈉離子在血液中堆積。事實上並不盡然，因為腸道細菌也與此有關。

腸內菌和高血壓兩者的關係，今有項美、德兩國合作的較新研究，刊登在二〇一七年十一月十五日的《自然》期刊上，表明了要防治高血壓，居間的關鍵還是在腸道細菌。

論文指出，相對於餵食低鹽飲食的老鼠，吃高鹽食物老鼠的腸道菌叢，在菌屬構成上出現很大的變動：乳酸桿菌屬（Lactobacillus spp.）的成員明顯減少，尤其是小鼠乳桿菌（L. murinus）這種細菌；同時機體促炎性的第17輔助型T細胞（Th17）數量則增加了，結果都患上高血壓。只有在補充含有小鼠乳桿菌的益生菌後，它們會恢復常態。換言之，即乳酸桿菌豐度重現，Th17細胞數量和血壓才都下降了。

●腸道細菌掌握血壓升與降

而通過對十餘名志願者的研究，在飲食中每天添加六毫克（mg）食鹽，兩周後顯示，他們腸內的乳酸桿菌也變少、Th17細胞增多，血壓上升了。不過，受試者若在前一周事先服用益生菌，那高鹽就不會造成影響。顯然，無論對人或鼠的研究，乳酸桿菌屬細菌和Th17細胞之間，一定存在關聯性。

這個由麻省理工學院和柏林馬克斯・德爾布呂克分子醫學中心（The

Max Delbrück Center for Molecular Medicine）科學家組成的團隊，早先的研究就已證實，高鹽飲食會啟動Th17這群促炎性的免疫細胞，使其數量增加而導致高血壓；這次則揭開了乳酸桿菌與Th17細胞間的關係，即乳酸桿菌代謝的吲哚－3－乙酸，具有抑制Th17細胞的作用。很顯然，腸道細菌就是血壓升與降背後的有力操盤手。

鹽是一種天然防腐劑，能抑制細菌的生長，若攝入過多則會破壞腸內微生態平衡，從而引發疾病，應該是很容易瞭解的事。所以我們的飲食還是以清淡為宜，對身心健康才會有益。

加油站

雙岐桿菌等益生菌降血壓的機制：

一、益生菌可以透過胞外蛋白酶或者肽酶的水解作用，釋放出抑制血管緊張素轉化酶（ACE）的肽類和γ-氨基丁酸（GABA）等，可降壓的活性物質。

二、益生菌能調控免疫細胞，降低促炎症因子表達，亦可增加血管內皮一氧化氮合成酶的活力，產生舒張劑一氧化氮，從而減少全身血管的阻力。

三、益生菌的代謝物乙酸、丙酸和丁酸等短鏈脂肪酸，除了能減輕炎症、促進血管擴張，直接幫助降壓外，也有利於調解血壓的鈣、鉀、鎂等吸收。

糖尿病

我們如今已經知道，腸道細菌與健康或疾病密不可分。那麼，它們到底在其中扮演什麼樣的角色呢？

●能控制胰島素的腸道細菌

這些年來，中外學界發表過的腸道細菌研究報告何其多！但能清楚闡明腸道細菌影響機體的因果關係之文獻，卻可遇不可求。很難得的是，在二〇一六年十二月十三日出版的《eLIFE》期刊上，世人終於再見到一篇非常吸睛而有價值的論文。

美國俄勒岡大學的研究指出，腸道細菌是胰臟發育的信號來源，而胰臟唯一能分泌胰島素的β細胞，其生長分裂則是由腸道細菌所控制的！

研究人員利用培育的無菌和有菌斑馬魚來做實驗。首先，他們觀察到從有菌斑馬魚腸內篩選出的氣單胞菌屬（Aeromonas）和希瓦氏菌屬（Shewanella）細菌，可以幫助無菌斑馬魚的β細胞，恢復到有菌斑馬魚的運作水準。

●關鍵的BefA蛋白質

接著研究團隊又進一步發現，原來這些細菌會製造一種名為BefA（B cell Expansion Factor A）的蛋白質，並經由體液循環到胰臟，促進β細胞的分裂生長。

最後他們還特地在人體腸道找到了諸如腸球菌屬（Enterococcus）等的細菌，牠們也會分泌與BefA很像的蛋白質，而不論其相似度高低，實驗結果同樣能讓無菌斑馬魚的β細胞恢復到正常水準。

率領這個研究的凱倫．圭勒明（Karen Guillemin）教授即表示：「團隊花了很多年來分離和研究斑馬魚的腸內菌叢，努力並沒有白費；我們發現了可以調節β細胞生長分裂的物質，現在需要的是與糖尿病專家合作，開發相關藥物來造福患者。」

加油站

《自然》雜誌在二〇一六年七月十三日刊登了一項丹麥哥本哈根大學的研究，顯示特定的腸道細菌失調會導致胰島素阻抗。

他們在對七十五名糖尿病患者，和兩百七十七名非患者的研究中觀察到，具有胰島素阻抗者，血漿支鏈氨基酸的濃度明顯增加，並發現這與腸內能合成這種氨基酸的主要細菌——體普雷沃氏菌（Prevotella copri）和普通擬桿菌（Bacteroides vulgatus）——失調、過量有關。

研究人員實驗證明，餵老鼠體普雷沃氏菌，牠們血液中支鏈氨基酸的數量不但增加了，同時產生胰島素阻抗與葡萄糖不耐受性，而沒吃體普雷沃氏菌的對照組老鼠則無。

帕金森症

帕金森症乃是僅次於老年性癡呆的常見神經退行性疾病，主要表現在中樞性運動控制功能異常，典型的病理生理學變化即腦幹多巴胺神經細胞（Dopaminergic neurons）的丟失。

這些年來，我們已漸漸發現，帕金森症是從腸道開始，然後擴散到大腦之後才發病；二〇一六年《細胞》期刊上的一篇研究，便再次證明了帕金森症與腸內細菌的改變有關。

●帕金森症與老鼠

美國加州理工學院比較了兩組腦部已生成過多 α-突觸核蛋白（突觸核蛋白異常是帕金森症的生物標誌之一）的實驗鼠：一組擁有正常的腸道菌

群，另一組則是無菌老鼠。實驗表明，無菌鼠並沒有出現帕金森症的症狀，同時在跑步和爬杆等運動測試的表現上，明顯更好。

他們還發現，腸道細菌代謝產生的短鏈脂肪酸會啟動小膠質細胞、增加錯誤摺疊的α-突觸核蛋白沉積，並使老鼠的行為改變。

隨後，研究人員餵食一部分無菌鼠乙酸、丙酸、丁酸等短鏈脂肪酸，另一些無菌鼠則移植來自帕金森症患者糞便的腸內菌群——結果這些老鼠都出現了帕金森症的症狀，血液中短鏈脂肪酸的數值也明顯升高。

●令運動機能惡化

這篇名為〈腸道微生物相調解帕金森症模型中的運動缺陷與神經炎症〉的論文結論就是：腸道細菌是帕金森症的重要推手！它們本身或組成的變化會促使、甚至導致該病的主要症狀——運動機能的惡化。

誠如該研究團隊的主導者薩爾奇斯・馬茲曼尼恩（Sarkis K. Mazmanian）

所言，新發現意味著醫師可以從腸道著手、治療帕金森症，譬如調節腸內短鏈脂肪酸、攝取益生菌或減少有害菌等等，相較於現有的藥物療法，這種新的治療策略要容易得多而且更加安全。

●帕金森症與迷走神經

二〇一七年，美國神經學會期刊《神經病學》上刊登了篇瑞典卡羅琳學院（Karolinska Institute）的論文，表明相較於對照組，帕金森症患者在切除迷走神經後，復發率降低了四〇％。

研究者們追蹤調查至少五年，比較了九四三〇名切除迷走神經的患者和三七七、二〇〇名一般人的情況。結果發現：

在完全切除迷走神經者的群體中，帕金森症發生機率只有〇．七八％（十九人）、在部分切除者則為一．〇八％（六十人）；相較之下，沒有經歷任何手術的人，罹病機率則是一．一五％（三九三二人）。

癲癇症

近幾年來，海峽兩岸流行的減肥話題就是「生酮飲食」（Ketogenic Diet）。這是一種高脂肪、低蛋白質和極低碳水化合物的飢餓療法，這個類似昔日阿特金斯飲食（Atkins Diet）的瘦身方式，在學界同樣充滿爭議，不過大家倒是都認可一點，那就是生酮飲食能有效地治療俗稱「羊癲瘋」的癲癇症。

●飢餓與癲癇

西洋「醫學之父」希波克拉底（Hippocrates）早就用飢餓的辦法來對付癲癇患者了，而生酮飲食則是在上個世紀二〇年代、主流醫學才將它應用到臨床上。迄至今日，事實證明其治療癲癇的效果，並不遜於、甚或略高於當下任何一型抗癲癇藥，故現在也逐漸成為醫界首選的療法了。

我們都知道，腸道細菌與日常飲食關係密切，那麼，生酮飲食會對它們造成什麼影響呢？它們與生酮飲食的抗癲癇作用有相關嗎？

●不能治癒，但能降低發作

一項來自美國加州大學洛杉磯分校的研究給出了答案。這篇於二〇一八年五月二十四日刊登在線上《細胞》期刊的論文，揭示了以下五點：

一、生酮飲食不但能在短時間內大幅改變普通癲癇老鼠的腸道菌群，病情的發作也顯著減少了。

二、在無菌以及經過抗生素處理的兩組癲癇老鼠身上，同樣餵食生酮飲食，都不能阻止症狀的出現。

三、生酮飲食會使普通癲癇老鼠腸內的阿克曼氏菌（Akkermansia muciniphila）、迪氏副擬桿菌（Parabacteroides distasonis）和梅氏副擬桿菌（P. merdae）等快速增殖，蔚為優勢。（按：迪氏、梅氏這兩種細菌都可以抑制炎症）。

四、將這兩屬細菌交叉植入生酮飲食的無菌或抗生素處理後的癲癇老鼠身上，可遏止痼疾的重起。

五、這兩屬細菌的富集能一併提升大腦γ-氨基丁酸（GABA）的水準，進而控制癲癇的症狀。我們知道，γ-氨基丁酸是一種抑制性的神經傳導物質，只要含量變少即會引起癲癇。

我曾在二〇〇一年出版的《一肚子好菌》裡提過癲癇症，結尾有段文字說到：「雙歧桿菌的抗癲癇作用機理，很可能還有其他重要的依據。」事隔十七個年頭，這項由華人學者蕭夷年（Elaine Hsiao）主導、名為〈腸道細菌調節生酮飲食的抗癲癇效果〉研究，或足以彌補早年拙作的大片空白吧！

多發性硬化症

這是一種自體免疫疾病，原因是保護中樞神經細胞周圍的髓鞘遭到破壞而脫落，導致身體癱瘓，其中女性患者又多於男性。

鑒於過去的幾次群聚感染事件，學界一直懷疑多發性硬化症是由病毒引起的傳染病，但迄今未能找到元兇；倒是這些年來的動物和臨床實驗都表明，腸道菌群失調，是引發中樞神經系統疾病的重要原因。如今已有不少研究顯示，腸道細菌在防治多發性硬化症上，舉足輕重。

●菌群失調帶來神經病變

較早的，如二〇一一年《美國胃腸病學雜誌》（*Am. j. Gastroenterol*）就曾報導，接受來自健康者的糞便菌群，能夠顯著改善患者的神經症狀。

《自然》期刊上也有篇德國的研究指出，腸道菌群是引起中樞神經脫髓鞘病變的必要因素。

近兩年，則有如二〇一五年、美國加州理工學院的實驗發現，腸道細菌會誘發促炎性的免疫細胞Th17，進而促成多發性硬化症；日本國立精神和神經醫療研究中心也發表了：多發性硬化症患者腸內有十九種細菌明顯減少，其中絕大多數是梭菌屬（Clostridium）的細菌，它們均與遏止炎症有關。

二〇一六年刊登在《歐洲神經病學雜誌》（*European j. of Neurology*）的一篇論文也指出，與炎症有關的腸道細菌增加、和有抗炎作用的腸道細菌減少，兩者與多發性硬化症存在關聯；《科學報告》（*Scientific Reports*）線上文章亦證實，患者腸道菌叢的組合與健康的一般人不同，較不好的細菌如假單胞菌屬（Psuedomonas）等占優勢，有益菌群如類擬桿菌屬（Parabacteroides）等卻不夠。愛爾蘭科克大學發表在《精神病轉化醫學》（*Translational Psychiatry*）期刊的研究則揭示，腸道細菌或許會以調節髓鞘形成的方式，直接影響大腦的結構和功能。

●微生態療法是否可行？

多發性硬化症並無藥物可治癒，那輔以微生態療法有沒有幫助呢？以下列舉的文獻堪供參考：

二〇一〇年《黏膜免疫學》（*Mucosal Immunol*）期刊曾報導，腸內共生菌脆弱擬桿菌（Bacteroides fragilis）的莢膜多醣，可預防多發性硬化症。

二〇一二年《自然評論：神經病學》（*Nature reviews Neurology*）的一篇研究顯示，益生菌能有效緩解多發性硬化症的進程，和改善患者的預後情況。

二〇一六年《美國臨床營養學期刊》（*AJCN*）上也有個隨機雙盲安慰劑對照的實驗報告說，益生菌使得多發性硬化症患者的嚴重程度顯著減輕，並改善了病人的精神健康。

癌症免疫療法

簡單來說，免疫療法就是利用自身免疫系統來治病的意思。二〇一六年大陸的「魏則西事件」[1]使人們對癌症免疫療法產生負面印象，殊不知這種療法在二〇一三年即被權威的《科學》雜誌評為年度最重要的科學突破之一，乃是國際炙手的研究熱點。我們必須瞭解，免疫療法對抗癌症的效果，完全是要看腸道細菌臉色的！

● 腸道細菌之於免疫療法

二〇一八年元月首周出刊的《科學》雜誌，封面故事就是「腸內菌叢與癌症」。該期連登了三篇論文，不同研究團隊透過PD-1抑制劑（一類能喚醒免疫系統、抵禦腫瘤的抗體藥物）對多種癌症患者的實驗，均證實了腸道細菌在免疫療法中的決定性影響。

第一篇是來自歐洲最大的癌症研究機構——法國的古斯塔夫魯西研究所（Gustave Roussy）癌症研究中心，他們的臨床實驗對象是肺癌和腎癌等不同的上皮性腫瘤病人。結果揭示：PD-1抑制劑對腸內富有阿克曼氏菌的患者才會有效應，隨後的老鼠實驗更加確定其關鍵角色。

另外兩篇分別來自美國芝加哥大學和德克薩斯州大學，他們關注的都是皮膚癌。前者發現，腸內屬於瘤胃球菌科的柔嫩梭菌（Faecalibacterium）豐度高的人，才會對抗PD-1療法有明顯反應，免疫力也更強。而後者研究轉移性黑色素瘤的結論表明，有良好反應的患者，腸內長型雙歧桿菌（Bifidobacterium longum）和屎腸球菌（Enterococcus faecium）等都更為

---

1 指二〇一六年四月至五月間、發生在中國一起牽涉醫療詐欺廣告及網路搜尋服務公司未盡企業社會責任的社會事件。受害者魏則西及其家人，因在百度推薦的武警北京市總隊第二醫院接受了未經審批、且效果未經確認的治療方法，導致耽誤治療，最終於二〇一六年四月十二日不治去世。（編注）

豐富。再經老鼠實驗，也確認了這些細菌的能耐。

●臨床的研究令人信服

其實在二〇一五年時，法國里爾大學和美國芝加哥大學的研究人員，就有相關的動物研究同時發表在《科學》雜誌上了；前者發現CTLA-4抑制劑（比抗PD-1早上市的一類、同樣啟動免疫力的抗體藥物）治療腫瘤的有效性，實與多形擬桿菌和脆弱擬桿菌的存在有關。後者則是肯定了雙歧桿菌屬在PD-1抑制劑抗癌中的地位。不過芝大這次的新作是人體實驗，報告更具說服力。腸道細菌大大影響癌症免疫療法的應答是無庸置疑的。

你或已經注意到了吧！上述那些關鍵細菌，都是早就得到公認的腸道有益菌，由此也可以知道，它們是能從不同的方面來維護我們身體健康的。

按：因發現免疫細胞「剎車」分子pd-1（Programmed death-1）抑

制劑，與其應用於癌症免疫療法的貢獻，日本京都大學客座教授本庶佑（Tasuku Honjo），日前榮獲二〇一八年度諾貝爾生理學和醫學獎。

牛山濯濯

我們已經知道，皮膚乾燥、指甲易碎和落髮等病理現象，蓋與生物素（Biotin）缺乏有關。

這種營養素亦稱維生素H或維生素B7，除了可以從白米、雞蛋、肝臟、大豆以及洋蔥等日常食物中攝取，我們腸內有些細菌——譬如說雙歧桿菌——也擅長製造它們。

然而由腸道細菌產出的維生素，宿主能利用到嗎？或只是提供給腸內不事生產的細菌來吃而已？早年我在臺灣與醫院的營養師交流互動時，就常被問到這個問題。

●日本的落髮研究

日本慶應大學醫學院曾在《細胞報導》（*Cell Reports*）期刊上發表過一篇禿頭症的相關研究，研究團隊連串的動物實驗，結果發現：

一、飲食中缺乏生物素的無菌老鼠會患上輕度的脫髮，而無特定病原體的普通老鼠則未發生。

二、餵食普通老鼠抗生素萬古黴素（Vancomycin），腸道菌群顯現失調、小鼠乳桿菌（L. murinus）過度生長，老鼠很快出現脫髮現象，而補充生物素可以反轉症狀。

三、小鼠乳桿菌不能生產生物素，只會消耗生物素。若在腸道坐大，會促使生物素進一步缺乏，繼而引發老鼠脫髮。

四、缺乏生物素飲食的無菌老鼠，在攝入小鼠乳桿菌後，毛髮脫落的情況加劇，老鼠幾乎完全禿頭。

五、兩組老鼠都給予含有正常標準的生物素食物，並額外添加小鼠乳桿菌，皆完全未見有脫髮跡象。

●細菌的善與惡

這篇論文主要是在揭示禿頭症與腸道細菌之間的關聯性，不過也表明了腸道細菌生成的維生素，顯然能被宿主和腸內的其他細菌所利用。

我在前文提過，小鼠乳桿菌可以改善高血壓，但如今在毛髮脫落上，它也扮演了一個重要角色。由此亦可見，細菌的好與壞，確實是不能直接蓋棺論定的！

加油站

一般人可能不知道，防止禿頭的古老療法就是「去勢」！手段雖很殘忍，但有其科學依據：睪丸酮在5α還原酶催化下產生的二氫睪酮激素，如果過量了就會出現脫髮的現象。

老牌外用生髮液「落健」（Rogaine）向來很受市場歡迎，而後起用來治療攝護腺肥大的處方藥物——非那利得（Finesteride）就是一種5α還原酶抑制劑，因此也有助於改善男性的脫髮煩惱。

攝護腺肥大的另類療法也可應用在禿頭醫治上，那就是服用鋸棕櫚、亞麻籽油和鋅補充劑，同樣能見效。

硬皮病

硬皮病又稱「系統性硬化症」，乃是一種從皮膚腫脹和變厚開始，隨著病情發展，逐漸累及到胃腸道、肺、心臟和腎臟等內臟器官的自體免疫性疾病，目前並無藥物可治癒。

這種結締組織病的源頭雖然不是很清楚，但致病率和死亡率的主因皆與胃腸道功能的失調有關，至今已是醫學界的共識。

●菌群失衡引發症狀

在二〇一五年歐盟反對風濕病年度大會上，美國加州大學洛杉磯分校的報告指出，腸道菌群失衡是硬皮病的特徵之一。與健康者對照，罹病者腸內能供應必須營養素的共生菌例如：擬桿菌屬和柔嫩梭菌屬的細菌明顯減少，而會致病的腸桿菌目（Enterobacteriales）和梭桿菌屬（Fusobacterium）的細菌則增多。這篇報告顯示了腸道菌群失調，會促成硬皮病的諸多症狀。

二〇一七年，該校與挪威奧斯陸大學的研究，再度獲得相似的結論——這是首度在兩個獨立的硬皮病患者群組中，檢查胃腸道細菌的構成。

●歐美患者的比較觀察

這次的研究跟兩年前一樣，是以十七名美國病患、十七名健康者為對象，只是又增加了一組十七名挪威患者。結果表明，美國和挪威患者腸內被認為能對抗發炎的細菌，數量都明顯較低，例如兩者擬桿菌屬均少，柔嫩梭菌屬在美國病人中較少，梭狀芽孢桿菌屬（Clostridium）則在挪威病人中較少；而與健康組相比，促進發炎的細菌如梭桿菌屬，在美國患者腸內則顯著增加。

兩邊患者的梭狀芽孢桿菌屬增加，則與胃腸道症狀較輕微有關。不過，美國病人腸內的好菌和壞菌之間的不平衡，較諸挪威病人更為嚴重，這種差異推測可能與遺傳和飲食都有關係。

這些研究應該有助於探明硬皮病的肇因，同時也提醒我們：若能從日常飲食調整和微生態調節劑等方法，來修復腸道菌叢的平衡，或許可以減少硬皮病患者的症狀並改善他們的生活品質。

按：營養學家也建議，每天攝取維生素D，對硬皮症患者相當有助益。

類風濕關節炎

二〇一六年，著名的美國梅約醫學中心（Mayo Clinic）在《關節炎與風濕病》期刊和英國的《基因組醫學》（*Genome Medicine*）期刊上，發表了兩項腸道細菌與類風濕性關節炎相關的動物研究。

在第一篇論文中，研究人員發現口腔普雷沃氏菌（Prevotella histicola）可以明顯減輕類風濕性關節炎的病情，相關症狀發生的頻率和嚴重性全都降低了，同時所產生的副作用也小很多。

第二篇論文中，他們找到了一種生物標誌物——柯林斯氏菌屬，它們在罹患類風濕性關節炎的老鼠腸內豐富度最高，並與關節炎的表現直接有關。（按：柯林斯氏菌也會大量出現在動脈鈣化患者的腸道中。）

●主流醫學藥物的疑慮

二〇一四年，紐約大學醫學院針對人類的類風濕性關節炎研究曾表明，腸內體普雷沃氏菌（Prevotella copri）對於發病有決定性的介導作用。這個結果雖與梅約團隊的動物實驗不同，但也不足為奇，因為被學界列為嫌疑的腸道細菌向來不少，例如奇異變形桿菌（Proteus mirabilis）等都曾留下蛛絲馬跡，只是在實驗室裡還沒被逮到罷了。

早在上個世紀九〇年代，研究人員就知道類風濕性關節炎與腸道通透性的增加密切相關，只要修復腸漏問題，就能緩解並改善患者的狀況。矛盾且遺憾的是，主流醫學用來治療關節炎的非甾體抗炎藥物，如阿司匹林、布洛芬或萘普生等等，因為會干擾能保護腸道黏膜的攝護腺素、致使腸道屏障出現縫隙，反而還可能加重了病情！

●腸漏症是一個關鍵

必須知道，腸道的滲漏主要與菌群失調有直接關聯，腸壁通透性一旦增加，極易引起異常的免疫反應，若不幸啟動促進發炎的第17輔助型T細胞（Th17），那發生類風濕性關節炎的機率就會提高了。

梅約醫學中心便再次證實了過去所做的研究：類風濕性關節炎患者的腸內菌叢顯著失衡。因此我們認為治療這項疾病，千萬不要忽略調整菌群和修復腸壁這個根本的環節，否則將事倍功半，甚至徒呼負負！

骨關節炎

骨關節炎只會發生在關節上，並不像其他的關節炎遍及全身。這種疾病主要影響到承擔體重的關節，譬如：雙腳、膝蓋、臀部和脊椎等，因此肥胖的人罹患的機率，肯定要更大一些。

●十二周內消失的軟骨

二〇一八年四月即有篇〈標定腸道菌群來治療肥胖性骨關節炎〉（Targeting the gut microbiome to treat the osteoarthritis of obesity）的論文，發表在美國臨床調查學會主辦的《洞察力》（*JCI Insight*）期刊上，大意是說：羅徹斯特大學醫學中心（University of Rochester）的研究者餵給老鼠類似起士漢堡和奶昔等高脂肪的食物，連續十二周後再對照低脂健康飲食的老鼠，結果顯示：前者體脂肪百分比增加近一倍，不但明顯肥胖，還患上了糖尿病。

研究團隊發現，胖鼠的結腸菌群是以促炎性的細菌為主，幾乎完全缺乏有益菌的代表雙歧桿菌屬（Bifidobacterium）。牠們腸道細菌的這種變化，引發了全身性的炎症，包括骨關節炎在內。而對比瘦鼠，胖鼠的骨關節炎進展得更快，所有軟骨在十二周內就因磨損而消失殆盡。

●寡糖的效應更明顯

隨後，研究人員比較了在胖鼠的高脂肪飲食中、分別加入益菌生纖維素（Cellutose）和果寡糖（Oligofructose）的效應，結果勝出者是果寡糖。寡糖對健康的好處，如今已經很清楚了：快速促進好菌增殖、抑制壞菌滋生，就是它的專擅。

這篇文章也表明了，吃下加了果寡糖的高脂肪飲食胖鼠，原本缺失的關鍵細菌——假長型雙歧桿菌（Bifidobacterium pseudolongum），豐富度提高到千倍以上，大大排擠掉會促進發炎的細菌。

這篇論文揭示了攝取寡糖，能逆轉肥胖對腸道菌群組合的影響，有助於減輕疾病的症狀。老鼠的體重雖然沒有下降、關節仍承受同樣負荷，但骨關節炎等身上所有的炎症反應，卻都明顯緩解了。

關節炎與腸道細菌之間的牽連，早在上個世紀九〇年代初的學界就觀察到了，這回藉由寡糖的研究，又再次有力證明了兩者互相牽動的關聯性。

加油站

必須知道，在日常飲食上，關節炎患者最好能避開茄科蔬菜，譬如茄子、馬鈴薯、番茄和辣椒等。由於這些食物都含有大量干擾鈣質正常代謝的生物鹼，吃了或許會加重炎症，以及抑制軟骨的修復。不過每個人體質不一樣，得自身試看看才清楚。

骨質疏鬆症

腸道細菌與骨骼也有關聯嗎？

動物實驗已經證明，無菌老鼠即便缺乏雌激素，也不會骨質流失。這就意味著，腸道細菌是參與骨代謝的。

●補充腸內好菌可提升骨密度

二〇一六年，美國埃默里大學（Emory University）與喬治亞州立大學的研究團隊，在《臨床觀察》（*Clinical Investigation*）月刊發表了一篇論文，闡明了腸道細菌在調節腸道滲透性和雌激素減少、誘發炎症方面的關係，並指出攝取益生菌可以防止雌激素分泌下降所導致的骨質流失。

他們發現，割除卵巢的老鼠，因雌激素變少使得腸道的滲透性增加，腸內細菌因此啟動了免疫系統，進而釋放出引發骨質疏鬆的炎症信號。

藉由餵食老鼠GG氏乳桿菌（Lactobacillus GG），研究人員觀察到：有吃這種腸內好菌的無卵巢老鼠，骨質密度沒有變化，但沒吃的老鼠竟丟失一半密度；而有卵巢的老鼠吃了，則是骨密度增加。

●益生菌和益菌生好處多

其實這十幾年來，類似的相關文獻不少，也都揭露了腸道細菌在骨質疏鬆症上舉足輕重的角色。它們透過調控免疫系統狀態，進而干預骨骼代謝，應對雌激素的不足。

各方科學家研究了雙歧桿菌、羅伊氏乳桿菌、植物乳桿菌、瑞士乳桿菌等等益生菌以及益菌生——寡糖對骨代謝的影響，均顯示出能幫助提升身體對鈣的吸收、抑制相關炎性細胞因子（例如α-腫瘤壞死因子）、減少破骨細胞數量，與增加骨質密度等。

●有益菌能減少骨質流失

那麼，腸道雙歧桿菌等乳酸菌，是如何防止骨質疏鬆的呢？機制大概有以下幾點：

一、產生短鏈脂肪酸，溶解鈣等礦物質而使身體容易吸收，降低副甲狀腺激素的數值。

二、產生植酸酶，可將穀物中被植酸所包覆的礦物質釋出，讓身體更有效地利用它們。

三、產生生物活性肽，阻礙會抑制成骨細胞分化和礦化結節的血管緊張素的形成。

四、能調節免疫細胞平衡、維護腸道屏障，降低發炎的反應，減少細胞因子的釋放。

二〇〇一年出版的拙作《一肚子好菌》裡，即提過雙歧桿菌可以預防骨質疏鬆症。如今已有更多報告，證實了腸道好菌的確能促進骨量的增加，防止或改善骨質疏鬆症狀。無庸置疑，這對停經的婦女朋友們來說，可是一大利多呢！

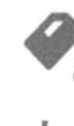

加油站

ＧＧ氏乳桿菌的正式名稱是鼠李糖乳酸桿菌ＧＧ株（L.rhamnosus GG strain），乃現任教於美國塔夫茲大學（Tufts University）的舍伍德·戈爾巴赫（Sherwood Gorbach）和巴利·格登（Barry R.Goldin），在一九八三年於健康兒童腸道裡發現的，遂以這兩位學者姓氏的第一個字母命名，後來菌株的專利權由芬蘭瓦利奧（Valio）乳業食品公司取得。

ＧＧ氏乳桿菌是國際享有盛名的益生菌，向來以能有效防治腹瀉和增強免疫著稱。二〇一五年，美國馬里蘭大學（University of Maryland）的研究還指出，該菌可扮演推進者的角色，來修復其他腸道細菌的活性、促進雙岐桿菌屬等有益菌生長。

肺病治腸

我國傳統中醫向來就有「肺病治腸」之說，而當代微生態療法則可以驗證先賢的這套理論。

●呼吸道中的細菌

在人類身上的皮膚、呼吸道、腸道和生殖道等四大菌庫中，目前研究得較少的，即屬呼吸道的肺部。醫學教科書說健康的肺部沒有細菌，事實不然，它們主要來自口腔，其中最常見的菌種就是鏈球菌、普雷沃氏菌和韋榮氏球菌屬的細菌。

或許是因為支氣管的纖毛運動等使然，細菌想要進入肺裡、落地生根確實是件不容易的事，因此肺部的常駐菌明顯少於口腔。美國密西根大學的格里．胡夫納格爾（Gary B. Huffnagle）專注於研究肺部菌群十多年了，他就估計過，肺部微生物群系比口腔微生物群系的密度大約少一千倍，和腸道相比則更少了約一百萬到一億倍。

●入侵肺部的腸道細菌

密西根大學醫學院是研究肺部正常菌叢的重鎮，領軍人物除了胡夫納格爾，還有羅伯．狄克森（Robert P. Dickson）。這些年下來，他們確認了肺部菌叢對呼吸道健康的重要性，揭示肺部炎症常伴隨著肺部菌群組成的改變，以及囊性纖維化和肺氣腫等慢性肺疾，實與抗生素干擾在肺部定居的細菌有關。

上個世紀五〇年代的動物實驗就已顯示，在治療重症加護病房的患者之前，若先用抗生素處理腸道細菌，可以預防肺部的損傷和死亡。

狄克森等人於二〇一六年七月發表在《自然微生物學》（*Nature*

Microbiology）期刊的一篇〈濃毒症和急性呼吸窘迫綜合症患者腸道細菌對肺部細菌的強化作用〉論文，即證實了重症病人肺中會出現腸道的細菌，並隨著病情發展，侵入的細菌越多，清楚表明腸道細菌與肺部疾病的關聯性。

他們認為，常規療法無法提高重症加護病房患者的生存機率，因為病根出在腸道和肺部的菌群紊亂；設法維持正常的菌群平衡，才能拯救命懸旦夕的病人。

●肺與大腸相表裡

同年元月，紐約西奈山伊坎醫學院（Icahn School of Medicine at Mount Sinai）刊登於《實驗醫學雜誌》（*The Journal of Experimental Medicine*）上的一項針對免疫球蛋白A的研究，則另闡明了腸道細菌在調節肺部免疫功能中所扮演的重要角色。

或許受到固有「肺與大腸相表裡」學說的啟發，大陸學者在這個領域下的功夫亦不遑多讓，成都中醫藥大學等學府的研究，早就指出肺腸菌群的對應規律性變化，不是同步增多，就是同步減少，肺病既及腸，腸病也及肺。

今天雖然還沒有可用於直接調整肺部菌叢的微生態製劑，但透過控管腸道這座最大的菌庫，依然也能夠達陣，這便是「肺病治腸」理論的體現。

按：格里．胡夫納格爾曾出版科普書：*THE PROBIOTICS REVOLUTION*，有簡體中文譯本，書名為《益生菌健康寶典》，二〇〇九年由大陸南海出版公司發行，值得一讀。

壓力山大

我們在日常生活中時常會聽到「壓力」一詞，顯見對現代人來說，壓力如影隨形，無所不在。

儘管每個人對壓力的反應千差萬別，不過如果長期處在壓力之下，勢必耗損身體生理系統，嚴重傷害全身健康。二〇〇四年，美國國家科學院的研究就指出，壓力對生物體的影響，可直達基因的層次！

因此，我們置身在這麼高壓的時代裡，必須學會減壓和抒壓，以求降低傷害程度。誠然，鬆懈身心的手段不勝枚舉，端視個人選擇，而其中一招就是食物了。去吃頓美食、放鬆一下自己，可是很多人的經驗，不是嗎？

●高纖維食物與壓力

今日，有個相關研究就刊登在英國《生理學雜誌》（*The Journal of Physiology*）上。這篇由愛爾蘭科克大學（University College Cork）著名神經學家約翰・克萊恩（John F. Cryan）等人發表的論文，表示攝取高纖維食物可以減輕壓力對我們的影響。

研究團隊首先餵給老鼠短鏈脂肪酸，再將牠們暴露於壓力下。經過測試之後發現：老鼠的壓力和焦慮行為都顯著降低了，腸道滲漏現象也同時獲得了改善。

●短鏈脂肪酸

研究人員指出，短鏈脂肪酸是人體重要的營養來源，包括了：甲酸、乙酸、丙酸、丁酸、戊酸、己酸和乳酸等，是腸道細菌發酵高纖維食物如穀物、豆類和蔬菜等所產生的代謝物質。

儘管短鏈脂肪酸的減壓效應機制還有待探明，但壓力下降能逆轉腸漏則不難理解，因為：

一、促使壓力降低的短鏈脂肪酸，其中的丁酸就是滋養腸道黏膜細胞的關鍵營養素；

二、隨著壓力減輕，壓力荷爾蒙皮質醇分泌減少，原本被它抑制的黏膜組織守衛者——免疫球蛋白A（IgA）也就活躍起來了。

須知壓力的影響是受到個人思維、態度和信念左右的，而筆者最喜歡的減壓方式就是去卡拉OK唱唱歌了。請問：好幾年前大陸流行的那首「壓力山大」，不知你聽過沒有？

加油站

皮質醇（Cortisol）是緊跟壓力而來的最主要壓力荷爾蒙，若過度分泌、長期偏高，將會促進代謝綜合症、削弱免疫反應，摧毀大腦細胞。壓力的可怕即因為有它長相左右。

皮質醇的英文音譯「可體松」，堪稱神來之筆！因為這種激素過高的話，會使身體代謝一直處在分解作用下，進而導致器官功能和結構產生改變，確實可以讓身體鬆垮掉！

運動帶來好菌

俗話說：「一天舞幾舞，長命九十五。」眾所周知，運動或者說鍛煉，對我們身心好處多多。世界衛生組織（WHO）日前即指出，全球有超過十四億人因缺乏運動而面臨健康風險；美國著名的克利夫蘭診所（Cleveland Clinic）一項回顧性研究亦揭示：與積極鍛煉的人相比，久坐不動的人在死亡相關的風險上要高出五〇〇%！與定期鍛煉的人相較，偶爾鍛煉者的風險也高出了三百九〇%。

● 運動固腸

腸道細菌與健康和疾病方方面面的關係，科學家們現在已陸續發掘出來了，但涉及運動效應的議題，迄今為止畢竟還是少見。我在二〇一六年出版的《漫漫腸路停看聽》裡，就提過愛爾蘭科克大學和美國科羅拉多大學的有關研究，不管實驗對象是人還是鼠，結果都不謀而合：運動可以增加腸內細菌的多樣性，以及更高含量的有益菌群。

如今，兩項新的研究也驗證了上述的結論。由美國伊利諾大學主導的研究團隊在《腸道微生物》（*Gut Microbes*）等期刊上刊出的論文表明：不需要依賴飲食或其他因素，光靠運動即能改善腸內菌叢的組成，比起久坐者，運動者擁有更裨益健康的腸道微生物環境。

第一項研究是針對老鼠的。他們將運動和久坐老鼠的糞便，分別移植到久坐的無菌老鼠腸內，結果發現：無菌鼠很快就建立起自身的腸道菌群，而接受運動老鼠糞便移植者，相較於接受久坐老鼠糞便移植者，腸內產生丁酸的細菌比例更高，對潰瘍性結腸炎更具有抵抗力。

第二項是研究有氧運動，對瘦的和胖的久坐成年人的影響。在飲食如常下，以六周為一輪，他們追查了受試者從久坐轉換到鍛煉的生活方式，以及再重返久坐習性時的腸道細菌變化。結果顯示：運動促使產生丁酸和其他短鏈脂肪酸的腸道細菌比例升高，這些變化在瘦者身上最為顯著，胖者則只是適度。與此相應的是無論胖瘦，運動後糞便中的短鏈脂肪酸，特別是丁酸的濃度也都明顯增加，但受試者恢復到久坐的生活方式時，短鏈脂肪酸的數值又下降了。

我相信，人體整個生理活動，都有腸道細菌的參與，如果腸道是益菌稱王，那我們就會感到身心舒暢；若是壞菌稱霸，則將病痛不斷！而運動即會帶來腸內較多有利於宿主的細菌，這就是運動之所以能有益健康的根本道理！

加油站

腸道產生短鏈脂肪酸的主要細菌概覽：

菌屬	主要發酵產物
擬桿菌屬	乙酸、丁酸
雙歧桿菌屬	乙酸、乳酸、甲酸
優桿菌屬	乙酸、丁酸、乳酸
瘤胃球菌屬	乙酸
消化鏈球菌屬	乙酸、乳酸
梭菌屬	乙酸、丙酸、丁酸、乳酸
乳桿菌屬	乳酸
鏈球菌屬	乙酸、乳酸

腸道細菌與飲食

4

合生元

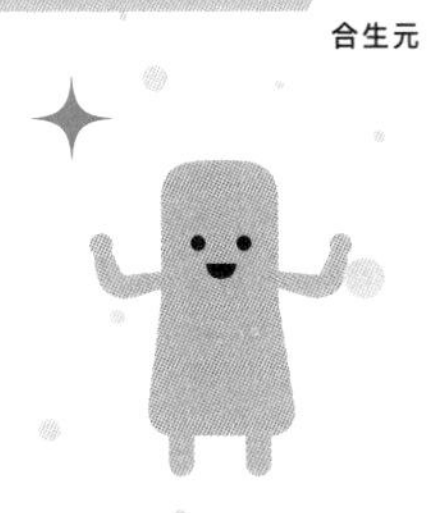

結腸食物

結腸食物，或者說結腸食品，指的是不能或幾乎不會被人體消化酶分解處理、再進入腸道後可為腸內細菌利用的物質。

當今最具代表性的結腸食物，自是非膳食纖維莫屬了，因此膳食纖維堪稱是腸道眾多細菌賴以維生的重要糧食。

●莫讓腸道細菌挨餓

美國密西根大學醫學院與盧森堡健康研究所聯手進行了一項實驗：首先，他們將十四種通常生存在人類腸道的細菌，移植入培育的無菌老鼠腸內，接著設定了三種食物：

第一種是含有一五%纖維的食物，它們來自粗加工的穀粒和植物。

第二種為富含益菌生纖維（prebiotic fiber）的食物，是類似膳食補充劑的純水溶性纖維。

第三種則是不含任何纖維的食物。

然後，研究人員將這三種食物分別餵給老鼠，同時利用一樣會令人類致病的大腸桿菌使其感染。實驗結果表明：

一、攝取第一種食物的老鼠，它們的腸道黏液層厚度保持不變，腸道感染的程度輕微。

二、攝取第三種食物的老鼠，腸內一些細菌會分解由醣蛋白構成的黏液層，使其變薄，腸道發炎的區域擴張。

三、攝取第二種食物的老鼠，腸內的狀況與吃第三種食物者相似，黏液層也會逐漸被細菌侵蝕。

我們知道，腸道細菌是依靠宿主吃進的食物來營生的。由前可見，如果國人的飲食內容時常缺乏纖維，就會讓腸道細菌處在飢餓狀態，進而使得能分解黏液層的細菌大量增加，導致腸道屏障受損，引發諸多疾病。

●膳食纖維不等於益菌生

不過，膳食纖維並非益菌生，這是兩個不同的概念，卻常被混為一談；文內所謂「益菌生纖維」即是個例子。必須知道，膳食纖維沒有選擇性，腸內細菌不管好壞大都能利用；益菌生雖然也屬於結腸食物，但有其針對性，只有對腸黏膜健康有益的細菌，譬如雙歧桿菌和阿克曼氏菌等才能攝食。在這篇發表於二〇一六年十一月《細胞》（*Cell*）期刊上的論文，第二種食物的實驗結果竟然會和第三種食物類似，或許與品質良窳有關吧！

加油站

結腸食品與益菌生概覽表

名稱	結腸食品	益菌生
抗性澱粉	✓	×
膳食纖維		
植物細胞壁	✓	×
半纖維素	✓	×
果膠	✓	×
樹膠	✓	×
非消化性寡糖		
果寡糖	✓	✓
異麥芽寡糖	✓	✓
半乳寡糖	✓	✓
大豆寡糖	✓	✓

白藜蘆醇

拙作《漫漫腸路停看聽》裡有篇〈為什麼說膳食中的多酚是一類益菌因子？〉曾介紹過「膳食多酚」（Dietary polyphenols）。紅酒就是膳食多酚含量很高的食物之一，其主要成分白藜蘆醇（Resveratrol），想是關注養生保健的人都聽說過的。

●法式矛盾

法國人雖愛吃高脂肪的鵝肝和富含奶油的食品，但心臟病的發生率卻比英、美國家來得低，此即著名的所謂「法國矛盾現象」（French Paradox），而其護身符就是白藜蘆醇！因為他們平時也很喜歡喝紅酒。那麼這種抗氧化劑是怎樣發揮作用的呢？

這些年來，我們已經知腸道細菌在心血管疾病中所扮演的角色。二〇一六年四月《分子生物技術》（*mBio*）期刊所刊登的一篇、由重慶第三軍醫大學發表的論文，則是首次探明了白藜蘆醇能改變腸道細菌，從而減少心臟病發生風險的機制。

研究人員在進行一系列的老鼠實驗後發現：

一、白藜蘆醇能降低會促進動脈硬化的氧化三甲胺（Trimethylamine oxide）數值。

二、白藜蘆醇能抑制腸道細菌產生三甲胺（氧化三甲胺的前驅物）。

三、白藜蘆醇能重塑腸內菌群，包括減少厚壁菌門與擬桿菌門細菌之間的比值，抑制普雷沃氏菌屬（Prevotella）的生長，以及增加擬桿菌屬、乳酸桿菌屬、雙歧桿菌屬和阿克曼氏菌等的相對豐富度。

白藜蘆醇是一九三九年、日本從白藜蘆的根部發現而得名的，在葡萄和花生中含量豐富，迄今相關的研究文獻很多，主要具有抗腫瘤、抗發炎與抗凝集等功能；又因它的化學結構與雌激素己烯雌酚非常相似，可以競爭其受體的結合空間，故也是一種植物性雌激素，為當前很熱門的健康食品。

加油站

二〇一五年，美國馬里蘭大學在《食品科學期刊》（*Journal of Food Science*）上發表的研究指出，每天吃一把五十克的紅衣花生仁，或者是去皮花生粉，可以顯著促進腸內酪蛋白乳酸桿菌（Lactobacillus casei）和鼠李糖乳桿菌（Lactobacillus rhamnosus）等有益細菌增長，維持腸道的健康。研究人員分析認為，這種效應的關鍵當是花生裡富含的白藜蘆醇。不過他們也發現，花生的皮會抑制好菌，原因則待查。

三氯生

二〇一一年拙作《腸子的吶喊》裡有篇〈小心日常抗菌用品〉，曾提醒讀者含有廣譜抗菌成分的清潔物品，將會改變環境和腸道固有菌叢、破壞生態平衡，進而引發疾病。

當前在上千種抑菌或殺菌的各類護理用品中，最常見到的人工化合物就是三氯生（Triclosan）了，在全球的廣泛應用已超過三十年。三氯生又稱「三氯沙」，其實對很多人來說並不陌生，有些牙膏、沐浴乳、洗髮精和護膚霜等都含有這種防腐劑。

● 連好菌也一起消滅

三氯生具有親脂性、持久性、生物累積性以及激素作用。早年因囿於研究方法之不足，一般認為三氯生不會影響人體健康和生態環境；但隨著現代科技的精進，負面結果的報告陸續出爐，如今其安全性日益受到質疑，很多國家已開始對三氯生的生產和使用予以立法規範了。

以下介紹新近兩項均由華人學者帶領的相關研究，以饗讀者：

美國麻省大學楊海霞等研究團隊發表在《科學轉化醫學》期刊上的論文指出，三氯生會改變老鼠腸道菌叢，有益細菌如雙歧桿菌屬等數量降低，能致使結腸炎與大腸癌的發生。

研究人員發現，餵給無菌老鼠相當人類血液濃度的三氯生，對牠們並不會產生任何效應，正因三氯生專擅抑殺細菌，顯然其危害顯示在腸道細菌的變化上。這項研究可與二〇一六年、俄勒岡大學刊登在美國公共科學圖書館期刊《PLOS ONE》的一篇論文輝映。俄大將斑馬魚暴露於含有三氯生飲食與不含飲食的對照實驗中，顯示三氯生會引起腸內菌群結構的變化，繼而改變細菌種類的豐富度，特別是腸道桿菌更易受到它的影響。

●家庭廢水擴大災難

早在上世紀九〇年代，就有報導指出，葡萄球菌屬會對三氯生產生抗性。日前澳大利亞昆士蘭大學郭建華等人在英國《國際環境》（*Environment International*）期刊上的一項研究則更強有力證明，大家每天使用的個人護理產品中的三氯生，正經由家庭廢水的排放，加速全球抗生素耐藥性的傳播！

二〇一二年，美國食品與藥物管理局（FDA）還公開說過，三氯生雖多少會影響動物的激素，但尚無實驗資料證明對人類有害處。然而曾幾何時，現已明令禁止在抗菌肥皂裡添加三氯生了。

Ω－3脂肪酸

當今一直在健康產業中很火紅的Ω－3多元不飽和脂肪酸，它的保健功效幾乎是全方位的，其中犖犖大端者包括了：

一、降低血脂肪，控制血壓，維護心血管健康。
二、促進腦部發育，提升大腦功能，預防失智。
三、改善胰島素耐受性，防治糖尿病與其病變。
四、協助治療慢性腎炎、腎結石等各種腎臟病。
五、抑制身體內部慢性發炎，減輕癌症等風險。

● 針對中老齡婦女的研究

二〇一七年《自然》雜誌子刊《科學報告》刊出一項英國諾丁漢大學和

倫敦國王學院的研究，表明攝取Ω－3脂肪酸能改進腸內細菌的組成和多樣性，使得腸道菌群更加健康。

研究人員招募了八百七十六名中老年齡志願女性進行對列研究，結果顯示飲食中Ω－3脂肪酸攝入較多、且血液裡這種不飽和脂肪酸標準越高的婦女，腸內細菌的種類也就更為多樣。我們都知道生物多樣性的重要，腸道細菌愈是多樣化，身體當然就會愈健康！

他們還特別指出，Ω－3脂肪酸能促使毛螺菌科（Lachnospiraceae）的菌屬增加，這個細菌家族是公認能夠降低炎症和肥胖症風險的。

● N－氨基甲醯谷氨酸

研究團隊在進一步探索後也發現，血液中含量高的Ω－3脂肪酸，亦與腸道內含量高的N－氨基甲醯谷氨酸（N-Carbamylglutamte）有關聯。他們相信可能是Ω－3脂肪酸在腸道內的效應，誘導了細菌製造出這種化合物。

（按：N－氨基甲醯谷氨酸可視作一種抗氧化劑，因能促進精氨酸合成和肌肉增長，乃是時髦的健美產品主要成分。）

Ω－3脂肪酸主要包括「二十碳五烯酸（EPA）」與「二十二碳六烯酸（DHA）」，富含於鮭魚、鯖魚、秋刀魚、沙丁魚、鱒魚、鮪魚和鰹魚等深海魚類之中。無疑Ω－3脂肪酸會因這項最新的研究而受到更多青睞！我們若常吃鮮魚，健康無虞，又何樂而不為呢？

加油站

美國心臟學會建議並鼓勵民眾每週至少吃上兩次魚油，而已患有心臟病者的食用量應該加倍，一天需要攝取一千毫克的分量。

市售魚油有天然與合成的兩種，人體對前者的吸收率遠高於後者。兩者分辨方法倒也簡單，只要會令一塊保麗龍（大陸稱泡沫塑料）腐蝕溶洞的，那就是合成的魚油了。

類黃酮素

我在二〇一六年出版的拙作《漫漫腸路停看聽》中〈為什麼說膳食中的多酚是一類益菌因子?〉裡，已對類黃酮素（Flavonoids）有所著墨了。

●植物界裡的天然藥物

類黃酮素是一群存在於植物界的天然化合物，為數至少在四千種以上，它們具有多種生物活性，古代的人早就當作藥物來使用了。

根據各方研究，原被泛稱為「維生素P」的類黃酮素，能抗氧化、抗菌、抗炎、抗腫瘤，以及控制一氧化氮，促進血液循環和調節荷爾蒙等。不過，這些對人類健康的諸多好處，完全要靠腸道細菌幫忙才得以實現！

●從腸保護到肺

二〇一七年《科學》期刊就有篇來自美、俄兩國研究人員合作的報告，闡明了類黃酮素如何抵抗流感所導致的嚴重肺部損傷（例如急性肺炎）。

他們的實驗發現，腸道內的圓環梭菌（Clostridium orbiscindens）會降解類黃酮素，從而產生去氨基酪氨酸（Desaminotyrosine），這種代謝物能增強α-干擾素的免疫反應信號，進而阻擋與流感相關的肺部組織傷害。

研究人員先讓老鼠吃進去氨基酪氨酸，再使牠們染上流感病毒，結果這些老鼠的肺部損傷，相較於未服用去氨基酪氨酸的老鼠輕微得很多，儘管兩方的病毒感染還是同屬一個階段，不相上下。

●可以多吃的蔬果

其實，我們腸內有能力轉化類黃酮素的細菌，圓環梭菌只是其中之一，這類通稱「槲皮素降解菌」的有好多種，比較有研究過的包括了細枝真桿菌（Eubacterium ramulus）、海氏腸球菌（Enterococcus hirae）和遲緩埃格特菌（Eggerthella lenta）等。

我們平日的飲食裡就富含類黃酮素，常見的如茶葉、紅酒、葡萄、蘋果、櫻桃、柑橘類、菠菜和洋蔥等均有之。誠如上述論文所建議的，大家在流感季節到來時是應該多吃一些這類食物。不過，因為每個人的腸道細菌組成不同，如果腸內缺乏代謝類黃酮素的相關細菌，或者其活性不足，也無法寄望會有什麼成效了。

加油站

常見類黃酮素一覽表：

名稱	說明
黃酮素	如毛地黃黃酮、芹菜素、含於甜椒和芹菜。
二氫黃酮素	如橙皮素、柚苷素，乃柑橘類特有成分。
黃酮醇類	如槲皮素、芸香苷，廣泛存在蔬果之中。
黃烷醇類	主要為兒茶素，含於茶葉、紅酒、巧克力。
異黃酮類	如染料木黃酮、黃豆苷原，主要存在豆類。
花色素類	不同植物含量不等，主要是植物中的色素。

維生素A

緣於夜盲症，維生素A是最早被發現的維生素，所以也稱作「視黃醇」。這種營養素主要存在於動物肝臟中，由此亦可證明，傳統中醫講「清肝明目」是有現代科學依據的，只是古人知其然而不知其所以然罷了。

●成長不可或缺的微量營養素

維生素A是兒童生長發育過程中不可或缺的微量營養素，國內外對它的缺乏與消化道或呼吸道感染性疾病的關係已有不少探討。二〇一六年，重慶醫科大學附屬兒童醫院在日本《臨床生物化學與營養學》雙月刊上的兩篇研究，算是其中較新的發表了。

第一篇論文是針對小兒遷延性腹瀉患者，補充維生素A和鋅劑的調查——早在二〇〇一年，孟加拉學者即做過類似的研究——其實在兒童腹瀉時補充維生素A，在醫界已經行之有年，世界衛生組織也推薦對患者補充鋅，因為鋅能促使肝臟釋出維生素A。研究團隊將一六〇名小兒遷延性腹瀉患者隨機分成四組：A組每日補充維生素A；B組則補充鋅；C組給予維生素A加鋅；D組則不給補充劑。在完成研究的一百二十七名兒童患者中，四十一人得了貧血，一〇四人缺少維生素A，三十八人則鐵含量不足。

結果表明，不管是單獨服用維生素A還是維生素A加鋅的補充劑，兩者都能提升血清維生素A的含量，並改進貧血和排便，而後者療效尤佳，可以縮短腹瀉的持續時間，以及明顯改善兒童患者的營養狀況。

●致病的失衡環境

二〇〇九年，以色列希伯來大學的動物實驗已顯示，維生素A缺乏會造成腸道菌群失調、乳酸桿菌屬細菌減少，而大腸桿菌的數量增加。重慶醫大兒童醫院在第一篇論文中曾指出，缺乏維生素A的小兒遷延性腹瀉患者，腸道菌群失調的發生率為八〇・七七%，維生素A含量正常的患者是五六・五〇%。該院第二篇論文，即在驗證維生素A缺乏與菌群失調的相關性。

這次，研究人員對比和鑒定了五十九名小兒遷延性腹瀉患者，其中三十名缺乏維生素A、二十九名含量正常。研究發現，缺乏組腸道菌群的多樣性比正常組低，製造丁酸的細菌——主要是酪酸梭菌（Clostridium butyrium），明顯減少，條件致病菌——主要是糞腸球菌（Enterococcus faecalis），則高居優勢地位。

必須知道，腹瀉原本就意謂著腸道菌群紊亂，維生素A缺乏無疑是火上加油，令病情更嚴重了。不過由於研究對象都是腹瀉患者，論文中大腸桿菌占比不是第一就是第二，這便不奇怪了。

為何維生素A缺乏也會破壞腸內菌叢的平衡？維生素A是維持腸道黏膜

上皮細胞更新和修復損傷的必須營養素之一，若是不足就會降低腸道屏障的功能、削弱腸道黏膜的免疫力，引發腸道感染性疾病，進而造成菌群比例的失調。

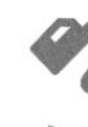

加油站

瑞典隆德大學（Lund University）的研究指出，維生素A與糖尿病有關，其在胰島素β-細胞發育早期扮演著重要角色，或可改善β細胞的功能。

研究團隊發現，β細胞表面有維生素A的受體，動物實驗顯示：

一、若部分阻塞維生素A的受體，再用糖類來挑撥β細胞，那細胞分泌胰島素的能力就會惡化。

二、在維生素A不足的情況下，β細胞對炎症的耐受性會降低，若完全缺失，細胞就會死亡。

這項研究或可用來解釋第一型糖尿病發生的原因。

維生素D

這些年來，維生素D是國外熱烈討論的微量營養素，其不足與許多慢性病的發生和發展密切相關。

●堪稱全方位的營養素

維生素D在人體內提供諸多關鍵功能，除了是眾所周知的鈣質搬運工，有益骨骼健康外，它還參與了多種細胞如免疫細胞、血管內皮細胞等的正常運作，所以與慢性發炎和心血管疾病都有關聯。

尤其是維生素D能影響兩百個以上的基因，而它們都能防治糖尿病和新陳代謝綜合症。二〇一七年《心理學前線》（*Frontiers in Physiology*）期刊刊登了一篇四川大學與美國著名的錫安山醫學中心的動物實驗指出，維生素

D缺乏是老鼠罹患高脂飲食所引起的代謝綜合症的必要條件。同時還發現，高脂飲食會明顯影響腸道不同菌群之間的數量平衡，導致脂肪肝的發生並使老鼠血糖升高。

●維生素D缺乏加深菌群失調

其實從過去完全根據觀察比較的研究文獻裡，醫界就已知道維生素D可以改善包括糖尿病和心臟病在內的代謝綜合症了；而高脂飲食破壞腸菌生態，也早就是一種「腸」識。

這份報告吸睛之處在於，研究人員發現：維生素D的不足會加劇腸道菌群的失衡，進一步促成全面的脂肪肝和代謝綜合症！

他們觀察到，維生素D缺乏會減少腸內防禦素（defensins）的分泌。必須知道，防禦素是小腸潘氏細胞（Paneth cell）製造的，乃是一類對抗外來微生物入侵的多肽，也是維持健康腸道菌群所必須的抗菌分子。

正如研究人員所料，讓老鼠口服人工合成的防禦素，能夠恢復維生素D不足老鼠的腸道細菌平衡，並在一定程度上降低牠們的血糖、改善脂肪肝。

由此可知，維生素D與腸道細菌相互之間也有牽連；它不愧是一種能從頭補到腳、從外補到內的營養素呢！

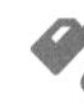

加油站

英國艾希特大學（University of Exeter）醫學院的研究指出，血液中維生素D濃度低於25納莫耳／升（nmol／L），罹患失智症的風險就會上升；若能維持在50納莫耳／升以上，對大腦健康較有益。而維生素D中度缺乏的六十五歲老人，罹患失智症的風險會提高五三%，維生素D重度缺乏者的罹患風險則高達一二五%。

研究團隊認為，維生素D或許有助於腦細胞擺脫失智症主要的病理特徵——β澱粉樣蛋白的困擾。隨後不久，美國加州大學大衛格芬醫學院（David Geffen School of Medicine）的研究就予以證實了。他們實驗發現，維生素D或Ω-3脂肪酸都會增強巨噬細胞吞食β澱粉樣蛋白，抑制由這種廢物所引起的腦細胞死亡。

食品添加劑

現代人的飲食很難避開食品添加劑。當然，每種合法的食品添加劑都會規定最高使用劑量以策安全。不過，它們對腸道細菌的影響卻被忽略了。大家可要記住：人體表裡的細菌是我們的生命共同體。

今天就舉乳化劑和防腐劑這兩種應用廣泛的食品添加劑作為例子，從腸道細菌的觀點來看，它們並非只要依法限量使用、就能吞進肚子裡，高枕無憂的。

●乳化劑和防腐劑

乳化劑的作用是在使油和水容易混合，讓食品產生均勻稠度。美國埃默里大學的動物實驗就顯示，光是餵食老鼠低濃度的聚山梨醇酯和羧甲基纖維素鈉等這類常用的乳化劑，即會降低腸內細菌的多樣性，與分解腸道表面的黏液層，破壞腸道屏障，使得腸內細菌更易與防守在鄰近的免疫細胞接觸，從而引起發炎反應。結果原本健康的老鼠逐漸變胖，最後出現了代謝綜合症。

防腐劑顧名思義，是用來抑制細菌滋生的物質，可說是腸內細菌的毒藥。日本國內著名的教會大學——青山學院——曾用山梨酸這種最普遍的食品添加劑做過實驗。研究人員先在洋菜中放進會使食物腐敗的細菌，再加入濃度很低的山梨酸液，結果腐敗菌全然不會增殖；由此便能想見，若吃下了肚子，腸內的細菌豈不也遭殃嗎？

●需要修生養息的腸道

美國麻塞諸塞州大學利用另一種常見的食品防腐劑——聚賴氨酸——所進行的老鼠研究亦表明，在餵食五周後，牠們的腸道菌群出現顯著變化，顯示聚賴氨酸對腸內細菌的干擾。

雖然研究人員觀察到，在第九周時，老鼠的腸道菌群又恢復了正常，但這畢竟是場關起門來的實驗，在現實生活中，除非飲食裡都不含防腐劑，否則已經失衡紊亂的腸內菌叢，哪有修生養息的復元機會呢？

所以我們大概可以瞭解，即便日常接觸到的食品添加劑合乎法令規範，只要在規定的劑量下使用可保安全無虞，但問題是這些化學製品可能會傷害到腸內的正常菌叢。

請瞭解，腸道微生物群落的組成型態若發生變化，就會影響到整個身體的健康狀態，所以基於這個認識，誠如美國食品安全權威儒斯・溫特（Ruth Winter）所言：「吃不吃食品添加劑，這完全是公眾自己的選擇。」大家最好還是克制一下，儘量少吃些色、香、味俱全的現代加工食品吧！

懸浮微粒

二〇一三年，《美國國家科學院院刊》（*PNAS*）發表的一份報告指出，由於空氣汙染，人類的平均壽命或許已經縮短了五年半；二〇一八年，美國德克薩斯大學的最新研究也指出，懸浮微粒汙染導致全球平均減壽約一年。

●PM2.5的殺傷力

眾所周知，大氣汙染物中，最傷害身體的即屬細懸浮微粒（fine particulate matter），也就是直徑小於或等於二．五微米的懸浮物質，通常稱為PM2.5。它在空氣中含量濃度越高，就代表空氣品質和能見度越低。

我們已經知道，有不同來源與成分的懸浮微粒，除了能間接影響氣候變化外，因其容易沉積在細支氣管和肺泡，並會進入血液循環，故長期暴露其中將引發呼吸道和心腦血管等疾病。

那麼，懸浮微粒的危害，也會波及到與我們共生的體內細菌嗎？

●催生超級細菌的微粒

加拿大亞伯達大學（University of Alberta）的研究即曾指出，空氣傳播的汙染物或環境的微粒物質一旦進入人體，就會破壞整個腸道的微生態，包括改變腸內菌叢的結構與功能、降低短鏈脂肪酸濃度，進而使得腸道急、慢性發炎並使腸壁的通透性增加等等。近日英國萊斯特大學（University of Leicester）的實驗也證實，肺炎鏈球菌和金黃色葡萄球菌這兩種常導致肺部疾病的細菌，在含有來自柴油發動機煙霧的碳黑溶液中，它們的細胞壁會變厚而且難以分解。換言之，碳黑微粒可能催生超級細菌，使得抗生素無用武之地。

而上海復旦大學最新一篇發表在權威的《粒子與纖維毒理學》（*Particle*

and Fibre Toxicology）期刊上的論文，則進一步證實了懸浮微粒可透過改變腸道細菌的組成，進而損害到宿主的葡萄糖代謝功能、提高糖尿病的發生率。

聯合國世界衛生組織日前（二〇一八年五月二日）發布數據表示，懸浮微粒PM2.5等造成的大氣汙染，現在全球範圍內持續蔓延，估計每年導致約七百萬人死亡。

如果你已意識到每天吸入或隨食物吃進的懸浮微粒，勢將危害身體運動、循環、呼吸、消化、泌尿、生殖、神經、內分泌、皮膚和腸道細菌等十大生理系統的話，那麼對這樣高的死亡數值，應該不會太驚訝吧。

加油站

懸浮微粒（PM）依據直徑大小的不同，可分為粗懸浮微粒PM10（2.5-10微米）、細懸浮微粒PM2.5（0.1-2.5微米）和超細懸浮微粒（小於0.1微米）。懸浮微粒粗細與其在肺部的沉積總量呈反比，直徑大於十微米者易被黏液和纖毛排除；直徑小於十微米的則會進入下呼吸道，從而影響全身。

雞的仁德

俗話說：「雞叫三遍，鬼神收場。」

古代人對雞兒是滿懷敬意的，所謂「六畜日」，年輕世代知道的恐不多了。每年農曆正月初一就是雞日，初二狗日，初三豬日，初四羊日，初五牛日，初六馬日，得到初七才是人日。這種習俗凸顯了家畜在過去農業社會裡的重要性。

●五德之禽

西漢韓嬰的《韓詩外傳》裡提到，雞具有文、武、勇、仁、信等五德，因此一向有「五德之禽」的美譽。那麼雞的「仁」德又體現在何處呢？我認為或許是在醫療保健上吧！

古老的《神農本草經》上記載了一味藥，名為「雞屎白」，亦即雞糞上白色的部分，傳統上就是用來治療痛風的。

雞湯則可滋補身體，還被歐美視為「猶太人的青黴素」。科學研究指出，雞湯裡的半胱胺酸成分，能抑制中性顆粒球細胞活性，緩解發炎、減少呼吸道黏液分泌，對治療感冒確有療效；人工合成的「乙醯半胱氨酸」（Acetylcysteine），不就是一種專門降低痰液黏滯的西藥嗎？

●理想的營養庫

雞蛋也被專家譽為「理想的營養庫」，幾乎含有人體所需的全部養分，營養價值堪稱排名第一，每天吃一、兩顆雞蛋對健康只有好處。而在醫學上，雞蛋從一九三〇年代起就被利用來培養病毒、製造疫苗，更居功厥偉。

那麼雞肉呢？過去曾有報告指出，大腸息肉切除的人，若將飲食中的紅肉改成低脂肪的雞胸肉，息肉的復發率就能降低二一％。

哈佛大學發表的一項、自九〇年代即追蹤兩千多名青少女的研究，則顯示了從青春期就選擇食用雞肉為主的飲食習慣，可以降低二〇%結腸癌和五〇%直腸癌的罹患風險。研究人員認為，雞肉相較其他肉類能降低腸癌，或許跟雞肉脂肪含量較低有關，因為高脂飲食會減少腸內的有益菌、增加有害菌。

這樣看來，不就是雞兒所展現出來的具體「仁」德嗎？

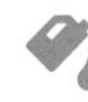

加油站

每天吃雞蛋可預防心血管疾病的較新研究有兩篇：

一、二〇一六年美國營養學會綜合分析了一九九二～二〇一五年間的相關論文，結果顯示，每天吃一顆雞蛋，能將中風的風險平均降低約一二％，其中男性下降一五％，女性則下降了八％。

二、二〇一八年北京大學公共衛生學院一項規模龐大的研究指出，每天吃一顆雞蛋者，心血管疾病死亡風險降低了一八％，出血性中風的風險則降低了二六％，因而致死的危險降低了二八％。

可樂也可不樂

很多人大概都聽過類似這樣的建言：「可樂還是少喝吧！裡面含有磷酸，喝多了會骨質疏鬆。」

醫學則告訴我們，身體內若磷元素含量比鈣高的話，那麼副甲狀腺就會促使骨鈣釋出，以便降低血中的磷。所以從理論上來說，經常喝可樂是有風險的。

●含糖與無糖蘇打水大不同

二〇一四年，哈佛大學華人學者楊虎等人在《美國臨床營養學期刊》上發表了一篇有關女性攝入加糖蘇打水（包括可樂和其他含糖碳酸飲料）與類風濕性關節炎風險的論文；他們研究追蹤了七萬九千五百七十名註冊護士，在綜合分析後發現兩者有很強的相關：尤其是五十五歲以上的人。而無糖的蘇打水就沒有罹患類風濕性關節炎的危險。

二〇一七年，《自然》雜誌子刊《細胞發現》（*Cell Discovery*）在線上刊登了一則更有系統的可樂與自體免疫性疾病關係研究——這是廣州暨南大學教授尹芝南帶領的團隊所撰寫之論文。

自體免疫性腦脊髓炎是一種神經脫髓鞘的動物疾病，乃醫學上模擬人類多發性硬化症最常用的實驗模型。暨大即選擇老鼠自體免疫性腦脊髓炎的模型，研究不同可樂對自體免疫性疾病的影響。

● 高糖可樂破壞菌相，促進病情

結果發現：

一、長期大量飲用無咖啡因的高糖可樂，會調升老鼠腸腔內三磷酸腺苷的含量，進而活化促使發炎的第17輔助型T細胞（Th17），令病情惡化。

二、如果實驗老鼠攝入含有咖啡因的高糖可樂，由於咖啡因會阻擋第17輔助型T細胞進入大腦中樞神經系統，故並不會影響老鼠原來的病情。

三、高糖可樂飲料明顯改變了老鼠腸道細菌的結構組成，若將牠們的糞便菌移植到本身腸菌已遭清除的老鼠體內，竟也會加速疾病的發生。

四、腸道細菌被清除的老鼠，其自體免疫性腦脊髓炎發病的程度顯著減弱，顯示可樂對疾病的促進，必須要依賴腸道細菌的存在。

夏日炎炎難耐，來杯冰鎮可樂，入口舒暢涼爽，確實非常享受。只不過看看科學證據，碳酸飲料還是少喝為妙！

隔日斷食

斷食自古以來就是一個話題，不過現代的人談斷食，重點並非在排毒，而是在減重！這幾年來吸引全球普羅大眾眼光的斷食瘦身方式，大概就是所謂的「隔日斷食」（Every-other-day fasting）了。

●斷食日不是禁食

隔日斷食是由美國伊利諾大學芝加哥分校（University of Illinois at Chicago）的營養學家克麗絲塔．瓦拉迪（Krista Varady）大力宣導的，屬於漸獲科學界認可的間歇性斷食（Intermittent Fasting），因較易執行，依從率高，其方法就是解禁日的飲食不必有任何顧忌，而在斷食日想吃什麼也沒關係，不過攝入的熱量必須控制在大約五百至六百大卡內就是了。

隔日斷食為何能夠瘦身？美國國家衛生院發表在《細胞》雜誌子刊《細胞代謝》（*Cell Metabolism*）上的一篇報告，或許已給出了答案。此篇論文是來自大陸湖南師範大學研究團隊的傑作。

● 隔日斷食的養生之道

他們首先從老鼠的研究中證實，隔日斷食的養生之道，可選擇性刺激白色脂肪組織內的淡棕色脂肪形成，明顯改善肥胖、胰島素阻抗和脂肪肝。

其次，研究人員發現，隔日斷食能促使老鼠的腸內菌叢構成改變、製造短鏈脂肪酸的細菌增加，淡棕色脂肪細胞中的單羧基轉運蛋白—1（Monocarboxylate transporter-1）也顯著調升——這種蛋白家族負責短鏈脂肪酸等單羧基類化合物的跨膜輸送，功能包括了促進營養物質吸收與影響代謝動態平衡等等。

● 腸道細菌是關鍵推手

他們在最後的實驗結果獲悉，若將老鼠的腸道細菌清除，那牠們就會抵抗隔日斷食誘導的白色脂肪棕色化；但在把曾經隔日斷食改變的老鼠腸菌移植到前者後，脂肪的棕色化再度被啟動，同時也改善了老鼠的代謝平衡。

由此研究可見，腸道細菌與新陳代謝疾病的關聯性，又再次獲得有力的驗證。

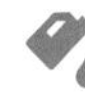

加油站

二〇一六年，美國國家衛生老年研究所（National Institute on Aging）的神經科學家馬克・馬森（Mark Mattson）實驗發現，間歇性限制飲食攝入的熱量，譬如說隔日斷食，不僅能使體重減輕，還會啟動神經元中的細胞壓力反應通道，有助於提升腦力、防止癡呆，延緩衰老。

馬克・馬森任教於約翰・霍普金斯大學（The Johns Hopkins University），在神經科學領域享有盛譽，是位積極提倡間歇性斷食的先驅，並公認是這方面的首席權威。

溜溜球效應

這十幾年來，美國聖路易斯華盛頓大學的傑弗里．戈登（Jeffery Gordon）和費德里克．巴克漢（Fredrik Backhed）等學者，對腸道細菌與體重關係的不懈研究，讓世人瞭解到環肥燕瘦是由腸內細菌所主導的。迄今全球與這個主題有關的論文不下兩百篇，其中較近一份探討減肥反彈的報告，頗值得大家來留意。

● 高脂和低脂飲食的循環

為什麼減肥瘦身總是進一步而退兩步，容易產生溜溜球效應？以色列著名的魏茨曼科學院（Weizmann Institute of Science）從研究中發現，高脂和低脂飲食的循環會改變老鼠腸道菌群的平衡，導致體重更容易增加。研究人員首先餵給老鼠高脂飲食，使牠們變得過度肥胖，再給予其中部分老鼠正常的飲食，使之回復到原來的體態。

如此循環餵養多次後，他們算出了那些恢復到最初體重的老鼠，在每回的飲食循環中，純增長的重量多於一直保持高脂飲食的老鼠。那麼是什麼導致了多餘的增重呢？研究人員發現，可能與一種和腸道細菌相互作用的化合物——類黃酮素有關，因為類黃酮素會影響脂肪的分解和儲存。

●剪斷溜溜球的線

他們觀察到，也許是高脂飲食中缺乏類黃酮素，或者是腸內菌群結構的改變，過度肥胖的老鼠無法善加利用類黃酮素，而且在牠們回歸正常飲食並減輕體重之後，類黃酮素與腸道細菌之間的互動關係還是沒有恢復——這就意味著，瘦身後的腸道菌群依然跟肥胖時是一樣失調的。不過，當研究人員採用類黃酮素膳食補充劑後，就完全修補了這個缺失，並消除體重的過度反彈，因為類黃酮素是種益菌因子，可以增殖腸道好菌、促進菌群平衡，有利於減肥瘦身。

這項研究可說為我們在減肥後如何維持健康的體重，提供了一條關鍵的線索！

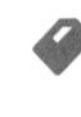

加油站

二〇一六年《自然》雜誌刊登的一項耶魯大學與哥本哈根大學合作的研究指出，對比攝取正常飲食的齧齒類動物，食用高脂飲食的齧齒類動物，腸道細菌會多產生醋酸（學名乙酸）；這種短鏈脂肪酸可啟動副交感神經系統，促進胰島素和胃飢餓素的分泌，提振食欲進而導致肥胖，以及相關的代謝紊亂。為何吃醋能開胃？這篇論文使「知其然」的大眾亦「知其所以然」。不過，高脂飲食竟如同膳食纖維那般，也會促進腸道細菌製造短鏈脂肪酸，這倒是與向來的「腸」識迥異，看來我們對腸內細菌的瞭解還是非常局限的！

微生態調節製劑

5

寡醣

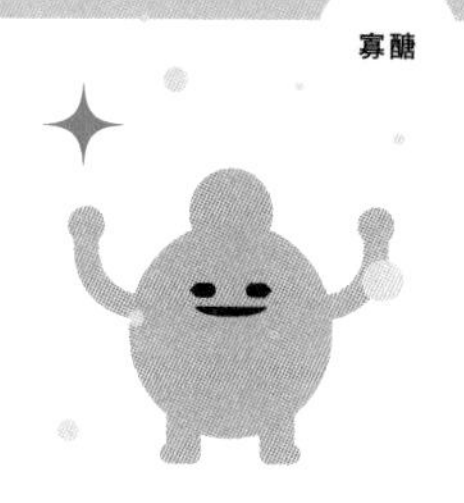

吃菌得小心

我向來不贊成將益生菌（Probiotics）當成保健食品來吃，理由在拙作《腸子的吶喊》即曾論及。我們補充益生菌的最佳時機，應該是在腹瀉或者服用抗生素以後，以及照射X光片和斷層掃描之前與之後。

有份澳大利亞新南威爾斯大學（The University of New South Wales）發表在英國《分子精神病學》（*Molecular Psychiatry*）雜誌上的報告，就要大家使用益生菌時必須謹慎行事！

● 誰需要補充益生菌？

研究人員預先讓老鼠接觸低或高劑量的常用益生菌製劑兩周，然後把牠們的飲食從健康食物改變為垃圾食物（富含飽和脂肪與高糖），共持續了二十五天，接著再根據飲食和益生菌劑量，將老鼠分成六組來做比較研究。結果明確顯示：

一、益生菌能改變攝取垃圾食物老鼠的腸內菌群組成，增加如鏈球菌、乳酸桿菌和丁酸弧菌等益生細菌豐度，同時還可防止老鼠喪失空間記憶。

二、益生菌對於攝取健康均衡飲食的老鼠效果很差，幾乎不影響腸內菌的多樣性，甚至會損及老鼠的腦力，導致一些相關事物的識別記憶障礙。

該校的藥理學首席瑪格麗特．莫利斯（Margaret Morris）教授認為，如果你的飲食真的是糟糕透頂，或許益生菌會有幫助；不過若你一直是在吃健康食物，那它可能就沒好處了。她說：「儘管這個研究是針對老鼠的，我想其帶出的主要資訊就是：我們推薦人家攝取益生菌時需要格外小心。」

●亂補反而會出事

另有項研究發表在《臨床與轉化腸胃病學》（*Clinical and Translational*

Gastroenterology）期刊上，美國喬治亞州奧古斯塔大學（Augusta University）也發現，在攝食以雙岐桿菌和嗜熱鏈球菌為主的益生菌後，或會發生小腸細菌過度生長的症狀，進而導致右旋型乳酸（D-lactic acid）中毒，造成脹氣、腹痛和腦霧（Brain Fog）——人體只會製造左旋型乳酸（L-lactic acid），右旋型乳酸則是腸道細菌產生的，前者能自然降解而後者卻不行，故濃度高時極易引起代謝紊亂和酸中毒。

加油站

近日《細胞》期刊同時登出兩篇以色列魏茨曼科學研究所與臺拉維夫醫學中心合作的最新相關論文，研究團隊認為，吃菌未必沒有風險，他們的總結是這樣的：

一、健康人攝取益生菌大都會排掉，並不致於撼動腸道固有細菌的組合。

二、益生菌無法一體適用，必須因人而異、為個別細菌量身定制才有效。

三、益生菌會刺激免疫反應和分泌不明的因子，抑制固有的腸菌生長。

四、益生菌會延遲抗生素服後腸道固有細菌的重建，反而有害健康。

微生態調節劑

微生態調節劑依出現先後，可分成四種：「益生菌」（Probiotics）、「益菌生」（Prebiotics）、「合生元」（Synbiotics）以及「益生素」（Postbiotics）。

● 「益生菌」

就中文字面來說，當然是有益生命的細菌之意，如今大家朗朗上口，變成了普通名詞也很正常。其實「益生菌」原本的定義係指：一類裡面含有生理性活菌，在攝入後能改善宿主腸道微生態平衡的微生物製劑。

● 「益菌生」

大陸譯為「益生元」，原是指一類能通過選擇性刺激宿主腸道好菌生長活化、進而有益健康的難消化性物質。當初所講的就是機能性寡糖，不過現其含義也修改了，從膳食纖維擴大到包括非碳水化合物的物質在內。

● 「合生元」

專指一類由好菌和寡糖所組成的混合製劑，能夠增加外服菌在體內的活性，同時促進腸道固有益菌的生長。在海峽對岸，很多父母對「合生元」很熟悉，因為大陸商場上有個暢銷的法國品牌就叫這個名字。

● 「益生素」

由於市場多年來的廣告帶動，人們大都知道上述三種微生態調節劑，但對這幾年來受到國際矚目和積極研發的「益生素」，就比較陌生了。

「益生素」指的即有益細菌產生的代謝物和其細胞裂解後的物質，在經過去蕪存菁後製得的調節劑。這些產物包括了酵素、胜類、磷壁酸、胞壁肽聚糖、多糖、細胞表面蛋白和短鏈脂肪酸等有機酸。

「益生素」在促進好菌增殖、調整腸內生態、改善宿主健康等方面，效應如同「益生菌」，不過服用「益生菌」稍帶有風險，「益生素」就沒有這層顧慮。所以也許有朝一日，「益生菌」可能會走入歷史，它的市場或將被「益生素」取代。

●更正確的製劑

早年就有學者拿培養乳酸菌後的液體培養基上清液——「培養乏液」（spent culture，即乳酸菌培養後存留器皿上的液體）來做實驗，結果發現它居然是一種能促使有益菌生長的營養源！顯然這種培養乏液就是「益生素」製劑的濫觴了。

「益生素」的概念是很正確的，因為腸內細菌對宿主的影響並非來自細菌本身，而是它們所分泌和代謝的化學物質。「益生素」與上述三類製劑最

益生素製劑

二〇一一年出版的拙作《腸子的吶喊》有篇談「益生素」製劑的文章，當時「益生素」標示的英文是Biogenics。有細心的學生在大陸QQ線上看了「微生態調節劑」一文後詢問：為何同樣含義的「益生素」，這次英文用的卻是Postbiotics？其實我將兩者都譯成「益生素」，自覺並無不妥，前者乃是「益生素」正統的原文，後者雖然直譯就是「細菌的副產品」（the by-products of bacteria），不過這些年也被當作一個專有名稱來看待了。

●日本的領先研究

「益生素」的概念是由日本國際知名學者光岡知足所提出，他在上個世紀九〇年代就發現到，腸內有益菌即便是滅活細胞或其代謝產物，只要數量達到一定程度，亦可與活細胞同樣促進好菌的生長。

Biogenics這個字的定義就是：源自於好菌所製造、能改變腸道菌相，對宿主健康有益的生理活性物質。這些物質包括益生菌菌體成分（paraprobiotics）與其代謝產物（postbiotics），兩者合而統稱為「益生素」。

日本在「益生素」的研發上，居於國際領先地位，他們通常就稱之為「乳酸菌生成物」，並已發表不少實驗報告。而當今最受到專家青睞的產品大概就是「樂蒂斯」（Lactis）了，研究證實，它能促進好菌大量增殖、有效改善腸內環境，活化和調節免疫細胞。（「樂蒂斯」在樂天市場網上可購得，臺灣也有進口）。

● 法國著名的商品

至於法國品牌「力多爾」（Lacteol，大陸名「樂托兒」），則是腸胃科醫師熟悉的「益生素」製劑。該產品內含滅活的嗜酸乳桿菌（Lactobacillus acidophilus）菌體及其代謝產物如乳酸殺菌素等，主治小孩和成人急、慢性腹瀉，顯示效果理想。

今天醫界之所以看好「益生素」未來的發展，除了因其具備「益生菌」製劑的功能外，主要也是「益生素」的分子很小，可以透過腸道黏膜上的M細胞（Microfold cell）直接進入體內、發揮作用，這樣不是要比勞駕有益菌出手幫忙來得更快嗎？

按：日本著名的醫師新谷弘實等人聯合執筆的《病気にならない腸もみ健康法》，對「益生素」的效應多有著墨，值得參閱。繁體中文版《圖解腸道健康法》二〇〇八年由台中晨星出版社發行。

酵素之我見

在海峽對岸教學時，我常被問到有關酵素的話題。其實以酵素冠名的營養食品，國外於上個世紀九〇年代就很流行了。

酵素就是「酶」，在化學史上，前者的名稱比後者還出現得早些，至今有些國家像是德國和日本等，都還在沿用呢！

●酵素有秩序地運作

酵素是一種蛋白質，在生物體內的複雜生化反應中扮演著催化劑的角色，沒有酵素，機體的新陳代謝將失去動力，生命現象也就無從產生。因為證明酶可被結晶化而獲得一九四六年諾貝爾化學獎的詹姆斯·薩姆納（James B. Sumner），即將生命定義為「酵素有秩序地運作」。

由於酵素具有高度專一性，就像一把鑰匙只能開啟一副鎖那樣，我們體內細胞合成的酵素少說也有數千種，它們各司其職，共同維持著複雜人體機能的正常運轉。

不過，我並不認同在人的一生當中，體內酵素產量是固定的假說，因為人體維繫生命不可或缺的另一部分——腸道細菌——也會產生難以計算的酵素！腸道細菌能使宿主健康或生病的祕密亦在這裡。

●人工製造酵素

體內酵素會因暴飲暴食、毒素累積、身心壓力等等因素過度消耗，更會隨著年齡增加逐漸減少，而身體這部機器少了它們又動彈不得，於是酵素只要供不應求，健康自然亮起了紅燈，因此有時從體外補充酵素有其必要。

世人並無法合成生物體自身製造的酵素，當下的「酵素」產品堪稱傳統發酵食物的現代版，因為就如同傳統發酵食物的做法一樣，都得倚重微生物的催化反應，只是所利用的微生物和其作用底物，比較多樣化罷了。

我認為，人工製造的酵素就好比「培養之液」——乳酸菌培養後存留器皿上的液體——應可視作微生態製劑裡的「益生素」一類，能改善機體、有益健康。

當然，製品中含有核酸、胺基酸、胜肽、蛋白酶、抗氧化酶、輔酶（維生素、礦物質）等多種成分的，酵素的活性會更強，效果也將更好。

一夜好眠

二〇一七年，瑞士《行為神經科學前線》（*Frontiers in Behavioral Neuroscience*）期刊上有篇科羅拉多大學波德分校（Boulder）對益菌生（大陸譯益生元）的研究，表明了作為一種膳食補充劑，益菌生透過增殖益生菌，能夠影響大腦的運作，調控睡眠／覺醒週期，有助於緩解壓力、改善睡眠。

● 睡得好的關鍵

研究人員藉由腦波圖檢查等方法，觀察並比較了餵予標準飲食和含有益菌生食物的兩組老鼠，發現攝取益菌生的老鼠，非快速動眼睡眠（慢波睡眠）的持續時間更長，而牠們處在壓力源下也表現出更長的快速動眼睡眠

（快波睡眠）時間，體溫波動亦保持正常。

我們知道，非快速動眼睡眠是指睡覺時，大腦的活動下降到最低、身體完全處在休息和恢復期。快速動眼睡眠則被認為是促進壓力恢復的關鍵，壓力則會破壞腸道細菌群的平衡。

不過，研究團隊只是證明、但並未解釋補充益菌生可以睡得好的由來。

●補充寡糖吧！

在二〇〇七年的拙作《腸內清道夫——寡糖》裡，有篇〈腸內菌能左右睡眠嗎？〉的文章，即介紹了腸道細菌與睡眠的關係，文中曾提到雙歧桿菌在箇中扮演的角色。這種腸內有益細菌最喜愛的食物，就是最具代表性的益菌生——寡糖了！

為何說腸道像雙歧桿菌這類益菌多了，就容易好睡呢？我認為至少有三個原因：

一是它們能夠製造維生素B群，安定神經系統；

二是它們可幫忙產生五羥色胺（俗稱血清素），放鬆緊張心情。

三是它們會控制細胞因子（Cytokine）的生成，因像白細胞介素和α-腫瘤壞死因子等，都有誘發睡眠的作用。

人的一生有三分之一的時間都在睡覺，充足的睡眠對健康太重要了，若你一直有失眠的困擾，今後不妨就嘗試改從調整腸道細菌著手吧！

加油站

英國索立大學（University of Surrey）發表在《美國國家科學院院刊》的研究指出，每天睡眠時數若少於六小時，將使身體逾七百個基因活動失調，有些則顯得更活躍、製造更多蛋白質，改變體內化學成分，進而嚴重影響健康。瑞典烏普薩拉大學（Uppsala University）刊登於德國《分子代謝》期刊的一篇臨床報告則指出，睡眠時間縮短會改變腸道細菌種類的豐富程度，可導致代謝綜合症。研究人員就發現睡眠缺乏後，身體對胰島素作用的敏感度降低了逾二〇％。

寡糖對身體的好處

我常說寡糖是一種生態營養素，因為它可以增殖腸內的有益細菌、抑制有害細菌滋生，維護腸道生態平衡，進而促進宿主的健康。

如今與寡糖結緣逾二十年，也接觸過無數的食用者，我想應該有資格來說說它對身體的好處了吧！

● 對治諸多疾病

我們要知道，寡糖主要是透過腸道細菌來施展它的拳腳的，不僅能「潤腸通便」而已，這種腸菌專屬的食物還具有兩大明顯效應，那就是：

一、幫助消化和吸收，無論是吃不下抑或吃撐了都能搞定。

二、提升免疫力、抵抗病原體，能減少感冒等流行病上身。

長期以來，我見過很多攝取寡糖後，病痛減輕好轉，健康因而大為改善的個案，也曾收到醫師的感謝短信，驚歎寡糖救了命懸旦夕的住院病人。我可不是夸夸其談，寡糖的的確確對以下疾病頗有裨益：

一、服用抗生素或感染性的腹瀉
二、鼻炎等過敏症
三、關節炎
四、痤瘡
五、胃酸逆流
六、胃炎
七、糖尿病
八、痔瘡
九、口臭
十、洗腎

●不可思議的功效

由於涉及個人隱私，不便公開案例，我在此只能舉個印象深刻的例子，聊表點綴：有位學生的父親已七十多歲，因肝硬化引起腦昏迷，高燒不退、腹水嚴重，醫治多日未見起色就辦退院了。患者回家後就只吃寡糖，病情不出幾天居然好轉起來，終於撿回一條老命。後來醫院致電探詢病情時，還直呼不可思議呢！

●專家的提醒

沒錯，也有少部分人說吃了之後沒看到效果，或者吃上一段時間就不靈光了；為什麼？這可要從四個方面來看：

一是若大便不再惡臭，氣味變淡、顏色趨黃，就表示已在發揮效用。

二是個人飲食習慣並未配合調整，於是抵銷了原來就有的效力。

三是食用的時間不夠長，用量亦或不足，故一下子感覺不出來。

四是腸菌受到馴化，分解力增強，用量沒隨耐受量提升而增加。

其實寡糖的可惜處，就在於無法定下「放諸四海皆準」的使用量！因為就像指紋一樣，每個人腸內菌叢的組合與比例千差萬別，再加上對寡糖的最大耐受量（行話「最大無作用量」）亦不盡相同，每天攝取多少有效會因人而異，因此最好是自己能夠找出臨界用量。我的建議是吃了後不覺肚脹或者輕微腹瀉，那無妨就多用些吧！

寡糖可以健脾益氣、扶正固本，護你健康。但是它的攝取，開始貴在堅持、稍安勿躁，通常只要三到六個月的時間，即可見真章！

若問寡糖的廠牌有多種、如何選擇才好呢？我只能這樣說：醫師和營養師們在給病人使用的就是品質掛保證，自可放心購買。

國家圖書館出版品預行編目 (CIP) 資料

腸道養好菌，身體更健康：顧好人體最大的免疫系統，不怕疾病找麻煩 / 姚紀高作. -- 初版. -- 新北市：文經社，2019.07
面；　公分. -- (Health；18)
ISBN 978-957-663-780-3(平裝)

1. 腸道病毒 2. 健康法

415.55　　108010099

文經社
Health 0018
腸道養好菌，身體更健康：顧好人體最大的免疫系統，不怕疾病找麻煩

作　　者　姚紀高
責任編輯　張立雯
校　　對　姚紀高、張立雯、謝昭儀
美術設計　沈佳德

出 版 社　文經出版社有限公司
地　　址　241 新北市三重區光復一段 61 巷 27 號 11 樓（鴻運大樓）
電　　話　(02)2278-3158、(02)2278-3338
傳　　真　(02)2278-3168
E – mail　cosmax27@ms76.hinet.net

印　　刷　永光彩色印刷股份有限公司
法律顧問　鄭玉燦律師

發 行 日　2019 年 7 月 初版
定　　價　新台幣 350 元
Printed in Taiwan